Christian Fleischhaker, Barbara Sixt, Eberhard Schulz

DBT-A

Dialektisch-behaviorale Therapie für Jugendliche

Ein Therapiemanual mit Arbeitsbuch auf CD

Christian Fleischhaker, Barbara Sixt, Eberhard Schulz

DBT-A
Dialektisch-behaviorale Therapie für Jugendliche

Ein Therapiemanual mit Arbeitsbuch auf CD

Unter Mitarbeit von
Renate Böhme, Christiane Brück, Csilla Liptai

Springer

Priv.-Doz. Dr. med. Christian Fleischhaker
Dr. med. Barbara Sixt
Prof. Dr. med. Eberhard Schulz
Albert-Ludwigs-Universität Freiburg
Universitätsklinikum Freiburg
Klinik für Psychiatrie und Psychotherapie im Kindes- und Jugendalter
Universitätsklinikum Freiburg
Hauptstraße 8
79104 Freiburg

Additional material to this book can be downloaded from http://extras.springer.com

ISBN 978-3-642-13007-6 Springer-Verlag Berlin Heidelberg New York

Bibliografische Information der Deutschen Nationalbibliothek
Die Deutsche Nationalbibliothek verzeichnet diese Publikation in der Deutschen Nationalbibliografie; detaillierte bibliografische Daten sind im Internet über http://dnb.d-nb.de abrufbar.

SpringerMedizin
Springer-Verlag GmbH
ein Unternehmen von Springer Science+Business Media
springer.de

Planung: Renate Scheddin, Heidelberg
Projektmanagement: Renate Schulz, Heidelberg
Lektorat: Dr. Karen Strehlow, Berlin
Umschlaggestaltung: deblik Berlin
Satz und digitale Bildbearbeitung: Fotosatz-Service Köhler GmbH – Reinhold Schöberl, Würzburg
SPIN: 12786480

Gedruckt auf säurefreiem Papier 18/5135 – 5 4 3 2 1 0

Vorwort

Dieses Manual soll dem Therapeuten als Leitfaden dienen, ohne der eigenen Fantasie Grenzen setzen zu wollen. Es macht Vorschläge, wie die Skillsgruppe durchgeführt und mit praktischen Übungen und Beispielen ausgestaltet wird.

Die Theorieblöcke vermitteln dem Therapeuten Hintergrundinformationen zu den jeweiligen Skills, die dieser mit eigenen Worten an die Gruppe weitergeben kann.

Im Anschluss an die jeweiligen Theorieblöcke sind »Handouts« zu den entsprechenden praktischen Übungen eingefügt. Diese werden als Hausaufgaben von Sitzung zu Sitzung aufgegeben. Die praktischen Übungen werden sowohl von den Patienten als auch von den an der Fertigkeitengruppe teilnehmenden Eltern durchgeführt und bearbeitet. Beim nächsten Termin der Fertigkeitengruppe stellt jeder Teilnehmer seine Hausaufgaben vor. Diese Vorstellung der Hausaufgaben in der Gruppe dient sowohl der Motivation der Patienten als auch dem Lernen am Modell der anderen Patienten und Familien.

Die DBT-A setzt als Basis auf ein neurobehaviorales Modell, das bei diesen Patienten und ihren Familien eine Störung der Emotionsregulation ins Zentrum rückt. Neurobiologische Faktoren, die am ehesten genetisch vermittelt sind, frühe traumatische Erfahrungen und ein soziales Umfeld, das die Entwicklung von »emotionaler Intelligenz«, sozialer Kompetenz und ausreichendem Selbstvertrauen nicht genügend ermöglicht, fallen in der Entwicklung dieser Jugendlichen zusammen. Diese Situation fördert die Entwicklung von vielfältigen dysfunktionalen Grundannahmen bei diesen Jugendlichen und in ihren Familien. Darüber hinaus besteht eine ausgeprägte Störung der zwischenmenschlichen Kommunikation im sozialen Umfeld der Jugendlichen, mit einem latenten Gefühl von Bedrohung und Kontrollverlust. Eine hohe Grundspannung bei den Jugendlichen senkt die Reaktionsschwelle für das Auslösen von unspezifischen Anspannungs- und Erregungsphänomenen, die subjektiv von unseren Patienten als äußerst unangenehm erlebt werden und häufig durch Selbstverletzung beendet werden.

Die DBT-A für diese Patienten sieht zunächst eine dynamisch hierarchisierte Behandlungsstruktur vor, die eine Ausrichtung der jeweiligen Ziele und Interventionen an die häufig wechselnden psychischen und sozialen Bedingungen der Patienten ermoglicht, ohne dass dabei der Therapeut die Orientierung im therapeutischen Behandlungsprozess verliert. Die Symptome auf der Problemebene einschließlich auslösender und aufrechterhaltender Bedingungen werden auf der Grundlage kognitiv-behavioraler Lerntheorie mit Verhaltensanalysen erfasst.

Zur Motivation der Patienten und ihrer Familien zur Verhaltensveränderung sind jedoch tiefgreifende Maßnahmen zur Beziehungsgestaltung und Validierung der jeweils subjektiven Sichtweisen der Betroffenen notwendig, um diese in Therapie zu halten und einem vorzeitigen Therapieabbruch entgegenzuwirken.

Deshalb besteht die DBT-A für Jugendliche und ihre Familien aus einer Einzeltherapie, den regelmäßigen Familiengesprächen, einem Fertigkeitentraining in der Gruppe unter Integration eines nahen Angehörigen/Elternteils, einer Telefonberatung durch den Einzeltherapeuten und einer Supervisionsgruppe.

In der Abteilung für Psychiatrie und Psychotherapie im Kindes- und Jugendalter der Universität Freiburg wurde die amerikanische Version der DBT-A übersetzt und an die deutschen Verhältnisse angepasst. Es wurde ein deutsches Therapiemanual erstellt und in einer Pilotstudie evaluiert. Die Wirksamkeit der Therapie konnte anhand eines Prä-post-Vergleichs mit standardisierten Skalen zur Selbst- und Fremdeinschätzung evaluiert werden. Die Stabilität des positiven Therapieeffekts mit Effektstärken zwischen 1,1 und 2,9 konnte in einer Nachuntersuchung 12 Monate nach Therapieende nachgewiesen werden. Die positiven Therapieeffekte zeigen sich insbesondere in einer signifikanten Reduktion von selbstverletzenden Verhaltensweisen sowie einer Verbesserung depressiver Symptome und der Lebensqualität der betroffenen Jugendlichen.

An dieser Stelle möchten wir uns ganz herzlich bei unseren Patienten und ihren Familien für die vielseitigen Anregungen bedanken. Das Therapiemanual wird immer wieder durch uns und engagierte Patienten überarbeitet.

Ebenso gilt unser Dank Herrn Prof. Dr. med. Martin Bohus (Mannheim) und Herrn Prof. Dr. Alec Miller (New York) für die Unterstützung bei der ersten Implementierung des Therapieprogramms.

Für das gesamte Team,
Christian Fleischhaker, Eberhard Schulz
Freiburg, im Frühjahr 2011

Inhaltsverzeichnis

I Theoretischer Teil

II Praktischer Teil

Dialektisch-behaviorale Therapie für Jugendliche (DBT-A) Leitfaden zum Arbeitsbuch

Inhalt des Arbeitsbuches (→)

Inhalt der CD

Theoretischer Teil

Dialektisch-behaviorale Therapie*

---

* Auszug aus: Fleischhaker C, Schulz E (2010) Borderline-Persönlichkeitsstörungen im Jugendalter. Springer, Berlin Heidelberg. S 64–79.

Einführung in die dialektisch-behaviorale Therapie (DBT)

Für die Problemgruppe suizidaler und sich selbstverletzender Jugendlicher mit zusätzlichen Symptomen einer instabilen Persönlichkeitsstörung vom Borderline-Typ wurde seit Mitte der 1990er Jahre ein im Erwachsenenbereich gut etabliertes psychotherapeutisches Verfahren für diese Jugendlichen adaptiert und evaluiert (Miller 1999). Die dialektisch-behaviorale Therapie (DBT) wurde von Marsha Linehan (Linehan 1993a, b) für chronisch parasuizidale Frauen entwickelt, bei denen zusätzlich die Diagnose einer Borderline-Störung gestellt worden war. Parasuizidal ist hierbei definiert als jegliches akute, intendierte Verhalten, durch das eine physische Schädigung erfolgt, mit oder ohne der Intention zu sterben. DBT ist derzeit das am besten empirisch begründete Therapieverfahren für suizidale Multiproblempatienten, dessen Wirksamkeit in 9 randomisierten Untersuchungen von 4 verschiedenen Arbeitsgruppen nachgewiesen werden konnte (Bohus et al. 2000a; Evans et al. 1999; Lieb et al. 2004; Linehan et al. 1991, 1994; Rathus u. Miller 2002; Vrhovac u. Vrhovac 1995).

DBT für Adoleszente (DBT-A) wurde speziell für suizidale Jugendliche mit den Persönlichkeitszügen einer instabilen Persönlichkeitsstörung vom Borderline-Typ entwickelt, sodass DBT-A spezifisch sowohl an der Reduktion von suizidalen und parasuizidalen Verhaltensweisen arbeitet als auch Strategien beinhaltet, wie die Patienten engagiert im Therapieprogramm gehalten und zur Mitarbeit bewegt werden können.

▪ Biopsychosoziale Theorie

DBT basiert auf der biopsychosozialen Theorie von Linehan, die davon ausgeht, dass die Borderline- Symptomatik durch eine pervasive emotionale Dysregulation verursacht wird. Dazu gehört die fehlende Passung zwischen einem Individuum, das aufgrund einer biologischen Verletzbarkeit Schwierigkeiten hat, seine Emotionen zu regulieren, und einer Umwelt, die diese Verletzlichkeit durch Unverständnis intensiviert. Hinsichtlich des theoretischen Konstrukts wird angenommen, dass die Verhaltensweisen einer Borderline-Störung entstehen, wenn ein Kind mit Schwierigkeiten in der Emotionsregulation in einem invalidierenden Umfeld aufwächst. Invalidierend bedeutet in diesem Fall u. a., dass dem Kind chronisch und pervasiv mitgeteilt wird, dass seine Verhaltensweisen unsinnig, dumm und falsch sind (Koerner et al. 1998). Die DBT betrachtet parasuizidale Verhaltensweisen daher als im unterschiedlichen Sinne funktional. Parasuizidales Verhalten ist hierbei häufig die einzige Möglichkeit der Patienten, ihre Emotionen zu regulieren und Hilfe in einem ansonsten invalidierenden Umfeld zu erhalten. Aus Sicht der DBT sind parasuizidale Verhaltensweisen maladaptive Problemlösungen auf für die Patienten überwältigende, extrem intensive, schmerzhafte Emotionen.

Definition

Die dialektisch-behaviorale Therapie (DBT) ist eine manualisierte ambulante Psychotherapie, die von Marsha M. Linehan für Frauen mit chronischer Suizidalität und/oder selbstverletzendem Verhalten entwickelt wurde, welche zusätzlich eine nach DSM-IV-Kriterien gestellte Borderline-Persönlichkeitsstörung (BPD) aufweisen. Diese Therapie kombiniert Elemente der behavioralen, der kognitiven und der supportiven Psychotherapie.

Maladaptive Verhaltensmuster

Linehan beschreibt als Charakteristikum für diese Patienten 6 maladaptive Verhaltensmuster, von denen jedes eine Perspektive der Beziehung zwischen einer emotional verletzlichen Person und ihrer invalidierenden Umgebung repräsentiert. Mit der Zeit lernen die Patienten, zwischen einem Verhaltensmuster, das den Affekt extrem reduziert und einem Muster, das den Affekt extrem steigert, hin und her zu wechseln. Die Schwankung zwischen diesen beiden Polen kommt wahrscheinlich dadurch zustande, dass die Spannung und das Unbehagen des einen Extrems das gegenteilige extreme Verhaltensmuster triggert. Die Herausforderung an den Therapeuten und den Patienten besteht nun darin, eine Balance zwischen diesen beiden Polen zu finden.

Dialektische Dilemmata

Daher definiert die DBT 3 dialektische Dilemmata mit jeweils 2 sich gegenseitig triggernden maladaptiven Verhaltensmustern und definiert für jedes Dilemma und jedes Verhaltensmuster entsprechende Lernvorgaben (Tab. 1).

Therapieablauf

Die DBT basiert auf einem strukturierten Manual, das für jedes Problem eine Auswahl an therapeutischen Optionen bietet.

Die Therapie wird in einer Kombination aus Einzel- und Gruppentherapie (Fertigkeiten-Trainingsgruppe) durchgeführt. Beide Therapieformen werden wöchentlich angeboten. Dabei sind die Hauptziele der DBT Motivationsförderung und Ressourcenaktivierung sowie vor allem die Vermittlung von Verhaltensfertigkeiten zum Lösen der oben beschriebenen Dilemmata.

In der Einzeltherapie werden verhaltenstherapeutische Elemente wie das Arbeiten mit Verhaltensanalysen und Verstärkerplänen eingesetzt. Der Schwerpunkt der Einzeltherapie liegt zum einen im Erstellen der Behandlungsplanung, zum anderen in der

Tab. 1 Überblick über die dialektischen Dilemmata und die entsprechenden Lernvorgaben

Dilemma	Lernvorgabe
Emotionale Verletzlichkeit vs.	– Verbesserung der emotionalen Modulation – Vermindern der emotionalen Reaktivität
Selbstentwertung	– Verbessern der Selbstvalidierung – Vermindern der Selbstinvalidierung
Aktive Passivität vs.	– Verstärken aktiver Problembewältigung – Vermindern der aktiven Passivität
Scheinbare Kompetenz	– Verbesserung des adäquaten Ausdrucks – Vermindern der Abhängigkeit von Stimmungen
Unerbittliche Krise vs.	– Verbesserung der realistischen Bewertung – Vermindern von Krisen generierendem Verhalten
Blockierte Trauer	– Verbessern des emotionalen Erlebens – Vermindern der Blockierung von Trauer

Förderung und Stärkung der Motivation zur Veränderung sowie in der Unterstützung, neu erlernte Verhaltensfertigkeiten in den Alltag und das natürliche Umfeld zu übertragen.

Die Fertigkeiten-Trainingsgruppe vermittelt vor allem neue Verhaltensfertigkeiten zu innerer Achtsamkeit, Stresstoleranz, Emotionsregulation und zwischenmenschlichen Konfliktbereichen (Bohus u. Berger 1996; Linehan 1993a).

Fallbeispiel

Im Folgenden wird zunächst ein Fallbeispiel vorgestellt, um die Problematik zu verdeutlichen und das therapeutische Vorgehen vorzustellen.

Vorstellungsanlass

Die 13-jährige Melanie wurde in unserer kinder- und jugendpsychiatrischen Ambulanz vorgestellt, da sie im Sommer 2003 begonnen hatte, sich 1- bis 2-mal pro Tag oberflächlich zu ritzen, um laut eigener Angaben schlechte Gefühle besser ertragen zu können. Ein halbes Jahr vor Erstvorstellung sei es zu einem Suizidversuch gekommen. Melanie habe damals Tabletten genommen, es ihren Eltern erst 2 Tage danach erzählt. Ein Arztbesuch sei diesbezüglich nicht erfolgt. Die Eltern und Melanie berichteten über heftige Gefühlsschwankungen von Melanie.

An weiteren Schwierigkeiten beschrieben die Eltern, dass sich Melanie extrem sexy kleide und an Klassenfahrten teilnehmen wolle, was die Eltern aufgrund ihres Glaubens nur schwer tolerieren konnten. Durch das Ritzen erreiche Melanie viel Aufmerksamkeit von den Eltern und ihren Klassenkameraden, wo sie das Ritzen publik gemacht habe.

Suizidgedanken oder Suizidabsichten bestanden zu Beginn der Behandlung nicht mehr. Bei Aufnahme in das DBT-A-Projekt erfüllte Melanie 4 von 9 Kriterien einer Borderline-Persönlichkeitsstörung entsprechend DSM-IV.

Psychopathologischer Befund

Freundliches, altersentsprechend wirkendes Mädchen, voll orientiert, bewusstseinsklar, kein Anhalt für Ängste, Zwänge oder psychotisches Erleben. Kein Anhalt für Störung von Aufmerksamkeit, Konzentration und Auffassung. Formaler und inhaltlicher Gedankengang regelrecht. Melanie berichtet über extreme Stimmungsschwankungen, derzeit jedoch Stimmung in Mittellage. Affektiv schwingungsfähig, Antrieb und Psychomotorik unauffällig. Keine akute Eigen- oder Fremdgefährdung. Selbstverletzendes Verhalten wie oben beschrieben. In der Vorgeschichte wird ein Suizidversuch durch Tabletteneinnahme berichtet, von dem die Eltern erst nach 2 Tagen erfahren hätten. Eine ärztliche Vorstellung aufgrund des Suizidversuchs sei nicht erfolgt.

▼

Behandlungsverlauf
Melanie nahm ab Januar 2004 im Rahmen unseres ambulanten DBT-A-Programms an einer Einzeltherapie und zusammen mit ihrer Mutter an der Fertigkeiten-Gruppe teil. Die Teilnahme an den Therapiesitzungen erfolgte sowohl von der Mutter als auch von der Tochter regelmäßig. Beide begannen, die erlernten Fertigkeiten im Alltag anzuwenden. Zu Beginn der Therapie bestand selbstverletzendes Verhalten in unveränderter Form und Ausprägung fort. Melanie nutzte mehrmals die Möglichkeit von Telefonkontakten mit der zuständigen Therapeutin. Wir besprachen in den Elterngesprächen krankheitsauslösende und -erhaltende Faktoren, wie z. B. das Erregen von Aufmerksamkeit und die Lockerung der Erziehungshaltung der Eltern durch das Ritzen und erarbeiteten einen Vertrag, der Melanie mehr Freiheiten ermöglichte. Nach ca. 5 Wochen sistierte selbstverletzendes Verhalten vollständig. Melanie beendete die Behandlung regulär in deutlich stabilisiertem Zustand. Auch die familiäre Dynamik hatte sich erheblich entspannt.

Die vereinbarten Termine zur Verlaufskontrolle bestätigen die positive Entwicklung.

Suizidales und parasuizidales Verhalten

Suizidales und selbstverletzendes (parasuizidales) Verhalten haben gemeinsam, dass sich ein schädigender Impuls gegen den eigenen Körper richtet. Suizidalität ist gekennzeichnet durch den Wunsch nach Beendigung des eigenen Lebens und zeigt in der Adoleszenz eine deutliche Abhängigkeit vom Geschlecht. Vollendete Suizide treten bei männlichen Jugendlichen 3- bis 5,5-mal häufiger auf, während das weibliche Geschlecht bei den Suizidversuchen um den Faktor 1,6 (Am Acad Child Adol Psychiatry 2001) überwiegt.

Suizide bei 15- bis 20-Jährigen sind in Deutschland etwa 10-mal häufiger als Suizide bei 10- bis 15-Jährigen (Braun-Scharm u. Poustka 2003). Bei diesen Zahlen ist allerdings eine hohe Dunkelziffer anzunehmen.

Bei Jugendlichen mit Suizidversuchen finden sich häufig Komorbiditäten mit anderen psychiatrischen Störungen. So finden sich in einer randomisierten Studie bei n = 3021 14- bis 24-jährigen Probanden mit Suizidversuch bei über 90% mindestens eine psychiatrische Diagnose und bei 45% zwei oder mehr Diagnosen. Am stärksten wird das Suizidrisiko erhöht durch zusätzlich bestehende Angststörungen, gefolgt von posttraumatischen Belastungsstörungen und Substanzmissbrauch sowie Depressionen (Wunderlich et al. 1998).

In einer Studie mit erwachsenen Patienten wurde bei 46% der 111 untersuchten Patienten mit Suizidversuch eine Persönlichkeitsstörung diagnostiziert; davon erfüllten 11% der Patienten die DSM-IV-Kriterien für eine Borderline-Persönlichkeitsstörung (Hawton et al. 2003).

Das zentrale Phänomen des selbstverletzenden Verhaltens ist im Gegensatz zum suizidalen Verhalten nicht der Wunsch nach Beendigung des eigenen Lebens, sondern die Beschädigung des eigenen Körpers. Typisch für das selbstverletzende Verhalten ist eine ausgeprägte Wiederholungstendenz. Daher wird es als habituelle Verhaltensweise angesehen.

Die selbstverletzenden Verhaltensweisen zeichnen sich häufig dadurch aus, dass sie demonstrativen und appellativen Charakter besitzen und dem Stressabbau und der Emotionsregulation dienen.

Nach Favazza u. Rosenthal (1993) kann das selbstverletzende Verhalten in 3 verschiedene Formen unterteilt werden:

- **Major Self-Mutilation:** Seltene Form mit seltenen Handlungen und sehr schwerer Selbstbeschädigung (z. B. Enukleation, Amputation oder Kastration), in der Regel assoziiert mit Psychosen und akuten Intoxikationen.
- **Stereotypic Self-Mutilation:** Ritualisiertes stereotypes Verhaltensmuster ohne erkennbare Funktion, tritt häufig im Rahmen einer geistigen Behinderung auf.
- **Superficial oder Moderate Self-Mutilation:** Häufigste Form, die oft bei Störung des Sozialverhaltens, instabilen Persönlichkeiten (z. B. Borderline-Typ), neurotischen und Essstörungen auftritt. Diese Form ist durch oberflächliches Sich-Schneiden, Sich-Ritzen oder Sich-Verbrennen gekennzeichnet und hat häufig demonstrativen Charakter.

Die Ätiologie des parasuizidalen Verhaltens muss als multikausal angesehen werden. Dieses Störungsbild tritt gehäuft in Kombination mit einer Vielzahl von zum Teil ganz unterschiedlichen psychiatrischen Störungen auf.

In der Allgemeinbevölkerung liegt die Auftretenswahrscheinlichkeit bei unter 1%. Bei geistig Behinderten werden Raten bis zu 40%, bei Essstörungen wie Anorexia und Bulimia nervosa zwischen 35 und 40%, bei Jugendlichen mit Persönlichkeitsstörungen von 34% und bei Gefängnisinsassen von 24% gefunden. Annähernd 40% der Jugendlichen mit Störung des Sozialverhaltens, aggressivem Verhalten oder Delinquenz zeigen selbstverletzendes Verhalten. Von allen weiblichen Jugendlichen, die sich selbst verletzen, berichten 42–66% von sexuellem Missbrauch in der Vorgeschichte. Stationär psychiatrisch behandelte Jugendliche zeigen in bis zu 61% der Fälle wiederholtes selbstverletzendes Verhalten.

Durch die Forschung der letzten Jahre konnte gezeigt werden, dass vor allem Störungen der Impulskontrolle und der Affektregulation wichtige Faktoren beim Entstehen von parasuizidalem Verhalten sind. Dies gilt besonders bei Patienten mit Borderline- und Essstörungen sowie Substanzmissbrauch (Schulz 2000).

Depressive Gefühle zu bewältigen und sich von unerträglichen Spannungszuständen zu befreien scheinen die zwei primären Gründe für Selbstverletzungen bei hospitalisierten Jugendlichen zu sein (Fritsch et al. 2000; Nixon et al. 2002).

Borderline-Persönlichkeitsstörung

Die Borderline-Persönlichkeitsstörung (BPD) ist charakterisiert durch eine gesteigerte Impulsivität sowie durch ein tiefgreifendes Muster von Instabilität in zwischenmenschlichen Beziehungen, im Selbstbild und in den Affekten.

Betroffene neigen dazu, Impulse ohne Berücksichtigung von Konsequenzen auszuagieren und leiden unter häufigen Stimmungsschwankungen. Ihre Fähigkeit vorauszuplanen ist gering und Ausbrüche intensiven Ärgers können zu explosivem, manchmal gewalttätigem Verhalten führen. Zudem sind das eigene Selbstbild und Zielvorstellungen unklar und gestört. Ihre Neigung zu intensiven, aber unbeständigen zwischenmenschlichen Beziehungen kann zu wiederholten emotionalen Krisen mit Suiziddrohungen oder -versuchen oder selbstverletzendem Verhalten führen.

Die Prävalenz der BPD wird auf 2% in der Allgemeinbevölkerung, auf 10% bei ambulanten und auf 20% bei stationären psychiatrischen Patienten geschätzt. In klinischen Populationen mit Persönlichkeitsstörungen liegt sie bei 30–60%. Von den Patienten sind 76% weiblich. Es besteht eine familiäre Häufung (Saß et al. 2003; Widiger u. Frances 1989). Die stärkste Einschränkung durch die Erkrankung im psychosozialen Bereich ist im Jugendlichen- und jungen Erwachsenenalter; häufig reduziert sich die Symptomatik ab dem 40. Lebensjahr (Paris 1993).

Das Diagnostische und Statistische Manual für Psychische Störungen (American Psychiatric Association 1994) definiert für die BPD 9 Kriterien, von denen mindestens 5 für eine Diagnosestellung erfüllt sein müssen:

1. Verzweifeltes Bemühen, tatsächliches oder vermutetes Verlassenwerden zu verhindern.
2. Ein Muster instabiler, aber aktiver intensiver zwischenmenschlicher Beziehungen, das durch einen Wechsel zwischen den Extremen der Idealisierung und Entwertung gekennzeichnet ist.
3. Identitätsstörung: ausgeprägte und andauernde Instabilität des Selbstbildes oder der Selbstwahrnehmung.
4. Impulsivität in mindestens zwei potenziell selbst schädigenden Bereichen (Geldausgeben, Sexualität, Substanzmissbrauch, rücksichtsloses Fahren, »Fressanfälle«).
5. Wiederholte suizidale Handlungen, Selbstmordandeutungen oder -drohungen oder selbstverletzendes Verhalten.
6. Affektive Instabilität infolge einer ausgeprägten Reaktivität der Stimmung (z. B. hochgradige episodische Dysphorie, Reizbarkeit oder Angst, üblicherweise wenige Stunden und nur selten länger als einige Tage andauernd).
7. Chronisches Gefühl von Leere.
8. Unangemessene, heftige Wut oder Schwierigkeiten, die Wut zu kontrollieren (z. B. häufige Wutausbrüche, andauernde Wut, wiederholte körperliche Auseinandersetzungen).
9. Vorübergehende, durch Belastungen ausgelöste paranoide Vorstellungen oder schwere dissoziative Symptome.

Sowohl nach dem DSM-IV als auch nach der ICD-10-Klassifikation der WHO ist das Stellen der Diagnose einer Persönlichkeitsstörung bereits für Jugendliche unter 18 Jahren möglich, da sich die Pathologien der Persönlichkeitsstörungen im Jugend- und Erwachsenenalter stark ähneln (Westen et al. 2003). Die Deutsche Gesellschaft für Kinder- und Jugendpsychiatrie und -psychotherapie (Wewetzer et al. 2003) und die American Psychiatric Association (American Psychiatric Association 2001) empfehlen allerdings aufgrund der sich noch in der Entwicklung befindenden Persönlichkeit bei Jugendlichen eine vorsichtige Diagnosestellung. Jerschke et al. (1998) zeigten, dass sich 58% von 45 untersuchten Patientinnen mit der Diagnose einer Borderline-Persönlichkeitsstörung bereits vor dem 19. Lebensjahr aufgrund ihrer Störung in psychiatrischer Behandlung befanden.

Marsha Linehan (1993) entwickelte die biosoziale Theorie zur Ätiologie der Borderline-Persönlichkeitsstörung. Diese Theorie geht davon aus, dass die Symptome der BPD durch die Kombination aus einer, biologisch bedingt, emotional verletzlichen (vulnerablen) Person und einem invalidierenden Umfeld entstehen, die diese gesteigerte Verletzlichkeit durch Unverständnis verstärkt.

Unter invalidierendem Umfeld versteht man, dass unmittelbare Bezugspersonen das Verhalten, die Emotionsregulation und die Problemlösungsstrategien des Kindes als unpassend oder falsch bezeichnen und missachten. Ein Beispiel hierfür ist eine Familie, in der das Kind häufig angebrüllt wird. Das Kind beschwert sich darüber bei seinen Eltern, die ihm wiederum vorwerfen, dass es total überreagiert. Noch verheerender ist folgende Situation: Ein Kind erzählt seinen Eltern, es sei vom eigenen Onkel missbraucht worden. Daraufhin weisen die Eltern das Kind zurecht und sagen zu ihm: »Lüg nicht, dein Onkel würde so etwas niemals tun.«

Die dabei entstehenden parasuizidalen Verhaltensmuster werden als mangelhafte Problemlösungen auf überschießende, unangenehme, negative und extrem intensive Emotionen angesehen (Linehan 1993).

27% der Patientinnen mit der Diagnose einer Borderline-Persönlichkeitsstörung berichten von sexuellem Missbrauch durch Bezugspersonen, bei insgesamt 91% liegt ein emotionaler, verbaler oder körperlicher Missbrauch vor. Eine Vernachlässigung durch Eltern und Bezugspersonen, z. B. durch emotionale Kälte, geringschätzige Behandlung oder mangelnde Beziehung zur Erziehungsperson, geben 92% der Patienten an (Zanarini et al. 1997).

Komorbidität

Häufig kommen bei Patienten mit BPD komorbide psychiatrische Störungen vor. Zanarini et al. (1998) fanden bei 96% der Patienten eine affektive Störung, bei 88% eine Angststörung, bei 64% einen Substanzmissbrauch, bei 53% eine Essstörung und bei 10% eine somatoforme Störung.

Oft ist die BPD mit anderen Persönlichkeitsstörungen vergesellschaftet, am häufigsten mit der »dependenten Persönlichkeitsstörung« (51%), gefolgt von der »vermeidenden Persönlichkeitsstörung« (43%), der »paranoiden Persönlichkeitsstörung« (30%), der »passiv-aggressiven Persönlichkeitsstörung« (25%) und der »antisozialen Persönlichkeitsstörung« (23%; Zanarini et al. 1998). Die Borderline-Persönlichkeitsstörung zeigt in einer Untersuchung bei 138 Adoleszenten im Gegensatz zu den 117 untersuchten Erwachsenen eine signifikante Komorbidität mit der schizoiden und der passiv-aggressiven Persönlichkeitsstörung (Becker et al. 2000).

Borderline-Persönlichkeitsstörung und Suizidalität

Vollendete Suizide kommen bei 5–10% der Patienten mit einer Borderlinestörung vor (Frances et al. 1986), 69–80% der Patienten zeigen selbstverletzendes Verhalten (Gunderson 1984; Clarkin et al. 1983). Die Hälfte aller Patienten mit Borderline-Persönlichkeitsstörung und vollendetem Suizid hatten zuvor bereits einen oder mehrere Suizidversuche unternommen (Gunderson 1984).

Als Risikofaktoren für Suizide bei BPD-Patienten gelten Substanzmissbrauch, Missbrauch durch die Eltern, finanzielle Probleme, richterliche Verurteilung, Verlust einer Bezugsperson oder Brutalität der Eltern (Links et al. 2003). Bei Patientinnen mit der Diagnose einer Borderline-Persönlichkeitsstörung, die als Kind sexuell missbraucht wurden, ist das Auftreten von Suizidversuchen 10-mal häufiger als bei Patienten, die keinen sexuellen Missbrauch erfuhren. Ebenso wird das Risiko für Suizidversuche bei diesen Patienten durch eine komorbide depressive Erkrankung und durch antisoziale Persönlichkeitszüge erhöht (Soloff et al. 2002). Welch et al. formulierten die Hypothese, dass Borderline-Patienten in schwierigen Situationen oft Drogen konsumieren oder parasuizidales Verhalten zeigen. Bei dieser Studie zeigte sich bei insgesamt 122 Frauen, dass parasuizidales Verhalten vor allem dann auftrat, wenn die untersuchten Patienten interpersonelle Probleme zu lösen hatten (Welch u. Linehan 2002).

Bei Patienten mit einer Borderline-Persönlichkeitsstörung korreliert die Häufigkeit des suizidalen Verhaltens mit einer ausgeprägten Impulsivität und Aggressivität (Horesh et al. 2003). Die Gründe für parasuizidales Verhalten bei diesen Patienten sind häufig Selbstbestrafung, Ablenkung, Spannungsreduktion und der Wunsch, sich von negativen Gefühlen zu befreien (Brown et al. 2002).

Dialektisch-behaviorale Therapie für Jugendliche (DBT-A)

Einführung in die DBT-A

Die von Linehan entwickelte Standard-DBT für erwachsene chronisch suizidale oder parasuizidale Patienten mit einer Borderline-Störung wurde für die Arbeit mit Jugendlichen entsprechend adaptiert. Diese Adaptation wurde von Miller und Rathus (Koerner et al. 1998; Miller 1999; Miller et al. 1998, 2002; Rathus u. Miller 2000, 2002; Woodberry et al. 2002) vorgenommen.

Die Freiburger Arbeitsgruppe der Abteilung für Psychiatrie und Psychotherapie im Kindes- und Jugendalter (Böhme et al. 2002; Fleischhaker et al. 2005) hat diese Veränderungen ins Deutsche übertragen und an die hiesigen Verhältnisse angepasst.

Dabei wurden folgende Adaptionen vorgenommen:

- Die Behandlungsdauer wurde von 1 Jahr auf 16–20 Wochen reduziert.
- Die Eltern nehmen an der wöchentlichen Fertigkeiten-Trainingsgruppe teil:
  1. Soll dadurch der Lerneffekt verstärkt werden,
  2. sollen die Eltern als potenzielle »Co-Therapeuten« zu Hause die erlernten Fertigkeiten aufrechterhalten und
  3. erhofft man sich dadurch einen positiven Effekt auf die oft dysfunktionalen und invalidierenden Aufenthaltsfamilien.

- Die Eltern oder andere Bezugspersonen werden immer wieder in die Einzeltherapie mit einbezogen, insbesondere, wenn familiäre Schwierigkeiten eine Hauptursache der Probleme der Jugendlichen sind.

- Die Anzahl der vermittelten Fertigkeiten wurde reduziert, um das Lernen der Inhalte während der verkürzten Therapiedauer zu vereinfachen.
- Die Formulierungen im Manual für die Fertigkeiten-Trainingsgruppe wurden vereinfacht. Außerdem wurde das Layout des Manuals so verändert, dass es für die Zielgruppe ansprechender wirkt.
- Das Programm der Fertigkeiten-Trainingsgruppe wurde um das Modul »Walking the Middle Path« ergänzt. Dieses Modul bezieht sich auf zusätzlich eingeführte jugend- und familienspezifische Dilemmata (Tab. 2).

Bei der Arbeit mit Jugendlichen besteht ein besonderer Schwerpunkt darin, die Balance zwischen der notwendigen Veränderung und der Akzeptanz und Sinngebung von dysfunktionalen Verhaltensweisen zu finden und zu erhalten. Diese schwierige und sensible Balance wird von Linehan als dialektische Strategie bezeichnet (Tab. 2).

Die Behandlung von suizidalen Jugendlichen mit vielfältigen Problemen erfordert eine umfassende Therapie.

Fünf zu erfüllende Funktionen bei der Behandlung von suizidalen Jugendlichen

1. Förderung der Fertigkeiten des Patienten
2. Steigerung der Motivation zur Veränderung
3. Sicherstellung der Übertragung neu erlernter Fertigkeiten in den Alltag
4. Erhöhung der Fähigkeiten und der Motivation des Therapeuten
5. Anregung des Patientenumfelds, die Fertigkeiten des Patienten auszubauen und zu verfestigen

Tab. 2 Überblick über die jugend- und familienspezifischen dialektischen Dilemmata mit Lernvorgaben der DBT-A

Dilemma	Lernvorgabe
Exzessive Nachsicht vs.	– Verbessern der Disziplin – Verminderung der exzessiven Nachsicht
Autoritäre Kontrolle	– Steigern der eigenen Entschlusskraft – Vermindern der autoritären Kontrolle
Normalisieren pathologischer Verhaltensweisen vs.	– Besseres Erkennen pathologischer Verhaltensweisen – Vermindern des Normalisierens pathologischer Verhaltensmuster
Pathologisierung von normalem Verhalten	– Besseres Erkennen normaler Verhaltensmuster – Vermindern der Pathologisierung von normalem Verhalten
Autonomieentwicklung vs.	– Stärkung des Vertrauens in andere – Vermindern exzessiver Autonomie
Abhängigkeit	– Steigerung der Selbstständigkeit – Abnahme der extremen Abhängigkeit

Diese Funktionen werden in der dialektisch-behavioralen Therapie für Jugendliche durch folgende Maßnahmen erreicht:

Funktion 1

Das Lernen neuer Fertigkeiten findet in der wöchentlichen Familien-Fertigkeiten-Trainingsgruppe statt. Fünf Fertigkeiten, die bei spezifischen Problemen helfen können, werden in dieser Gruppe vermittelt:

- Achtsamkeit (Problem: Identitätsstörung),
- Stresstoleranz (Problem: Impulsivität),
- Emotionsregulation (Problem: unkontrollierte Stimmungswechsel),
- zwischenmenschliche Fertigkeiten (Problem: zwischenmenschliche Probleme),
- »Walking the Middle Path« (Problem: jugendlichen- und familienspezifische Dilemmata).

Funktion 2

Die Motivation des Patienten zur Veränderung wird vor allem in der Einzeltherapie durch eine empathische Atmosphäre und spezielle therapeutische Interventionen gefördert.

Funktion 3

Die Übertragung der neu erlernten Fertigkeiten in das natürliche Umfeld wird durch telefonische Kontakte während des Alltags unterstützt und in vivo eingeübt.

Funktion 4

Der Therapeut nimmt an einer wöchentlichen Therapeuten-Teamsitzung teil, um technische Hilfe und emotionale Unterstützung für die Fortführung der Therapie zu erhalten und einem »Burn-out« vorzubeugen.

Funktion 5

Es wird Hilfe und Beratung für das Umfeld des Patienten angeboten. Dies beinhaltet zusätzliche Kontakte mit Familienmitgliedern, Lehrern oder Freunden, sodass der Patient auch im Alltag jemanden erreicht, der ihn unterstützen kann.

Ablauf und Dauer der DBT-A

Vor dem Beginn der Behandlung mit der DBT-A steht nach einer ausführlichen Diagnostik-Phase eine unterschiedlich intensive Commitment-Phase, während der eine umfassende Zustimmung des Patienten zur DBT-A-Behandlung erfolgen muss. Ist es dem Patienten trotz aller Bemühungen des Therapeuten nicht möglich, ein eindeutiges Commitment zu geben, dann ist es besser, dem Patienten eine Bedenkzeit zu geben, als die Behandlung mit einer nur ambivalenten Motivation zu beginnen. Alternativ bitten wir ambivalente Patienten auch, sich nach einer vereinbarten Zeitspanne erneut um einen Therapieplatz zu bewerben. Um einen Patienten mit stabilem Commitment zur Therapie zu unterstützen, stehen dem Therapeuten folgende erprobte Strategien zur Verfügung:

Pro und Contra

Die Idee, die hinter der Diskussion der Vor- und Nachteile einer Zustimmung steht, ist eine doppelte:

1. Die Vorteile einer geprüften und getroffenen Entscheidung wiederholen,
2. frühzeitig Argumente gegen Zweifel zu entwickeln, die fast sicher später auftauchen werden.

Advocatus diaboli

Wenn nur eine schwache Zustimmung des Patienten zur Therapie vorhanden ist, entwickelt der Therapeut Argumente, die gegen eine Zustimmung sprechen, um die Entscheidung des Patienten zu stärken. Diese müssen etwas schwächer sein als die Argumente des Patienten für eine Therapie.

Betonen der freien Wahlmöglichkeit

Zustimmung und Zusammenarbeit werden verstärkt, wenn Menschen eine Entscheidung aus freien Stücken getroffen haben. Der Therapeut sollte die Entscheidungsfreiheit des Patienten betonen und gleichzeitig klar realistische Konsequenzen der jeweiligen Entscheidungen aufzeigen.

»Fuß-in-der-Tür«/»Tür-im-Gesicht«:

- »Fuß-in-der-Tür«: einer einfacheren Anforderung wird durch eine schwierigere gefolgt,
- »Tür-im-Gesicht«: Der Therapeut verlangt zunächst mehr, als sie oder er erwartet, um dann etwas Leichteres zu vereinbaren.

Am effektivsten ist manchmal eine Kombination beider Techniken – zunächst etwas sehr Schwieriges zu verlangen, dann zu etwas Einfachem zurückzugehen und letztendlich wieder zu etwas Schwierigerem zu gelangen.

Erinnern an frühere Zustimmungen

Der Patient sollte immer dann an seine früheren Zustimmungen erinnert werden, wenn die Stärke seiner Zustimmung abzunehmen scheint oder sein Verhalten nicht mit getroffenen Vereinbarungen kongruent ist. Nützlich ist diese Technik vor allem in Krisensituationen, da das Entwickeln neuer Zustimmungen in Krisensituationen extrem schwierig sein kann.

Cheerleading

Da eine der Schwierigkeiten von Patienten darin bestehen kann, keine Hoffnung darauf zu haben, entwickelte Lösungsmöglichkeiten in die Praxis umsetzen zu können, muss der Therapeut den Patienten ermutigen; das beinhaltet, kleinste Fortschritte zu verstärken und zu betonen, dass der Patient alles in sich trägt, um letztendlich seine Schwierigkeiten bewältigen zu können.

Nach dem erfolgten Commitment findet die DBT-A im ambulanten Setting über 16–20 Wochen statt. Dabei sind pro Woche eine 1-stündige Einzeltherapie sowie eine 2-stündige Familien-Fertigkeiten-Trainingsgruppe obligat. Im Anschluss an das Therapieprogramm wird für die Jugendlichen eine wöchentliche 75-minütige Follow-up-Gruppe angeboten, bei der aktuelle fertigkeitenorientierte Problemlösungen erarbeitet werden. Zusätzlich findet jede Woche eine Therapeuten-Team-Besprechung statt.

Einzeltherapie bei der DBT-A

Die DBT für Jugendliche (DBT-A) besteht aus 16–20 wöchentlichen Einzel- und Gruppentherapiesitzungen. Der primäre Behandlungsfokus liegt auf der Reduktion von suizidalen und selbstschädigenden Verhaltensweisen mit einem beständig wechselnden therapeutischen Fokus zwischen den Polen der Akzeptanz und der Veränderung. Der Therapeut oszilliert hierbei quasi zwischen problemorientierten Veränderungsstrategien (z. B. Verhaltensanalyse, Kontingenzmanagement zur Reaktionsverhinderung bei heftigen Gefühlen, kognitive Veränderungen von dysfunktionalen Gedanken und von dysfunktionalen Kommunikationsstategien) und akzeptierenden Strategien (z. B. Validierung des Patienten, direkte Intervention im Umfeld des Patienten).

Die verschiedenen Validierungsstrategien müssen in der Ausbildung immer wieder gezielt geübt werden. In ◘ Tab. 3 sind die verschiedenen Validierungsstrategien erläutert und dem gegenteiligen Verhalten (Invalidierung) gegenübergestellt.

◘ Tab. 3 Beispielhafte Beschreibung der verschiedenen Validierungsstrategien

	Validierung	Invalidierung
V1	Aufmerksamkeit; zuhören; nonverbale Reaktion	Nicht aufpassen; ablenkbar; das Thema wechseln
V2	Die Äußerungen des anderen reflektieren und anerkennen; vermitteln, dass verstanden wurde, was der andere denkt, fühlt, möchte; funktionale Antwort durch Beantworten von Fragen oder Anbieten von Lösungen	Nicht aktiv teilnehmen; notwendige Möglichkeiten zur Validierung im Gesprächsverlauf auslassen; keinen Anhalt dafür geben, der anderen Person zu folgen; keine funktionalen Reaktionen
V3	In empathischer Art und Weise Ideen/Vermutungen darüber anbieten, was der andere möglicherweise möchte, fühlt, denkt usw. (nicht insistieren); dem anderen bei Klärung helfen; Fragen stellen, die bei der Klärung helfen	Der anderen Person sagen, was sie möchte, fühlt, denkt usw. oder darauf bestehen, sogar wenn die Person die Aussage zurückweist; der anderen Person sagen, was sie fühlen, denken usw. sollte
V4	Rekontextualisieren des Verhaltens der anderen Person (einschließlich der Gefühle, Wünsche, Gedanken); die positiven Aspekte des Verhaltens finden; Annahme: jedes Verhalten hat seine Ursache und ist daher nachvollziehbar	Der Selbst-Invalidierung der anderen Person zustimmen, wenn das Verhalten vor dem Hintergrund der Geschichte Sinn macht (fast immer) und etwas anderes hätte gemacht werden können
V5	Das Verhalten der anderen Person normalisieren in Anbetracht der gegebenen Umstände; z. B.: » jeder (oder ich) würde sich in dieser Situation genauso fühlen«	Das Verhalten der anderen Person pathologisieren oder kritisieren, wenn es unter den gegebenen Umständen sinnvoll oder normativ ist (merke: Selbstbeschreibungen werden bis zum Beweis des Gegenteils als stimmend angenommen)
V6	Empathie; grundsätzliche Akzeptanz der Person; von einer Balance der Beziehung aus handeln; den anderen weder als fragil noch als inkompetent behandeln, sondern eher als gleichstehend und kompetent	Patronisierendes, abschätziges Verhalten der anderen Person gegenüber; die andere Person nicht als (= weniger als) ebenbürtig behandeln oder als inkompetent behandeln; Angriffe auf den Charakter, Übergeneralisieren von Negativem
V7	Reziproke (oder passende) Vulnerabilität und Selbstöffnung im Zusammenhang mit der Vulnerabilität des anderen, wobei der Fokus auf der anderen Person bleibt	Die andere Person »am ausgestreckten Arm verhungern lasen«; auf Selbstöffnung von Verletzlichkeit nicht reagieren oder diese nicht validieren; dadurch eine eigene mächtigere Position annehmen

Jugendliche mit suizidalen und parasuizidalen Verhaltensweisen und vielen weiteren Schwierigkeiten benötigen eine effektive und störungsspezifische Behandlung, die dahingehend strukturiert ist, dass die Behandlung stets systematisch auf das Problem mit der höchsten Priorität fokussiert. Dies bedeutet in der Praxis, dass sich der Therapeut an einer dynamisch organisierten Hierarchie pathologischer Verhaltensmuster orientiert (Suizidversuche vor Gefährdung der Therapie vor Probleme der Lebensqualität). Zusammen mit dem Patienten erarbeitet der Therapeut Verhaltensanalysen zum jeweils hochrangigsten Problemverhalten und wählt diejenige Ebene aus (auslösende Faktoren, körperliche Reaktionen, emotionale Ebene, kognitive Ebene oder Ebene der Konsequenzen), die eine Wiederholung des Problemverhaltens am wahrscheinlichsten erscheinen lässt.

Die Verhaltensanalysen erfolgen in der DBT-A nach folgendem Schema:

Verhaltensanalyse

1. **Problemverhalten**
   - Bitte beschreibe Dein Problemverhalten ganz genau.
   - Was hast Du gemacht? Wo? Wer außer Dir war dabei? Was geschah mit Gegenständen, die Du verwendet hast?
   - Beschreibe Dein Problemverhalten so genau, dass eine Schauspielerin in einem Theaterstück oder Film es nachspielen könnte.

2. **Vorausgehende Bedingungen**
   - Welches Ereignis ging dem Beginn des Problemverhaltens voraus?
   - Was hast Du getan, gedacht, gefühlt oder Dir vorgestellt, bevor das Problemverhalten begann?
   - Welche Körperempfindungen hast Du wahrgenommen?
   - Wann begann das Problemverhalten?
   - Was war Deiner Meinung nach am Wichtigsten?

3. **Anfälligkeitsfaktoren**
   - Was hat Dich anfällig für das Problemverhalten gemacht?
   - Berücksichtige folgende Aspekte:
     - Gestörtes Essen oder Schlafen,
     - Verletzungen, körperliche Erkrankung,
     - Gebrauch von Alkohol oder Drogen, Missbrauch von Medikamenten,
     - stressreiche Ereignisse in Deiner Umgebung,
     - intensive Gefühle,
     - eigenes, vorausgehendes Verhalten, das Du belastend fandest.

4. **Konsequenzen**
   - Was folgte alles als Konsequenz aus Deinem Problemverhalten?
   - Dazu gehören Deine eigenen Gefühle, Gedanken, Körperwahrnehmungen und Dein Verhalten.

▼

- Wie war dies direkt nach dem Problemverhalten und wie später?
- Wie haben andere Personen reagiert?
- Welche Wirkung hatte Dein Verhalten auf Deine Umgebung?

5. **Lösungsanalyse**
   - Gehe noch einmal Deine Verhaltensanalyse durch. Versuche, die Punkte herauszufinden, wo Du, falls Du anders gehandelt hättest, das Problemverhalten hättest umgehen können.
   - Welche Fertigkeiten oder welches Bewältigungsverhalten hättest Du anwenden können oder könntest Du nächstes Mal brauchen?
   - Was hat dieses Mal den Gebrauch der Fertigkeiten verhindert?
   - Welche Art von Konsequenzen auf das Problemverhalten würde Dir helfen, das Verhalten in Zukunft unter Kontrolle zu bringen?

6. **Präventionsstrategien**
   - Wie hättest Du Deine Anfälligkeit für das Problemverhalten verringern können?
   - Worauf könntest Du in Zukunft achten, um Deine Anfälligkeit zu verringern?

7. **Wiedergutmachung/»repair«**
   - Welche Möglichkeiten der Wiedergutmachung (Dir selbst und anderen gegenüber) hast Du?

Die gewählte Ebene zieht die entsprechende Behandlungsstrategie nach sich. Probleme in der Ebene der Anfälligkeitsfaktoren fordern i. d. R. eine konkrete Problemlösung oder Verbesserung der zwischenmenschlichen Fertigkeiten. Körperliche Reaktionen lassen sich teilweise mit einer psychopharmakologischen Behandlung oder durch spezifische Fertigkeiten zur Affektmodulation und Stresstoleranz verändern. Die kognitive Ebene mit dysfunktionalen Gedankenschemata bedarf Techniken der kognitiven Umstrukturierung. Die Emotionsebene kann mit Expositionsübungen in Kombination mit einem geschickten Kontingenzmanagement bearbeitet werden. Die Schwierigkeit, die Compliance der Patienten zu erhalten und die Patienten zu Veränderungsprozessen zu motivieren, bedarf spezifischer Therapietechniken, die sowohl auf einer kontinuierlichen Validierung der Patientensichtweisen beruhen als auch immer aktivierte konträre Schemata berücksichtigen sollte. Diese schwierige Balance von manifesten oder verborgenen Widersprüchen wird von Linehan als **dialektische Strategie** bezeichnet.

▪ Hierarchie der Therapieziele

In der Einzeltherapie wird, wie ausgeführt, nach einer definierten Hierarchie der Therapieziele (◘ Abb. 1) vorgegangen, die bei jeder therapeutischen Intervention beachtet werden muss:

1. Verhindern bzw. Verringern suizidaler und parasuizidaler Verhaltensmuster;
2. Reduktion von Verhaltensmustern, die die Teilnahme an einer effektiven Therapie verhindert oder zu einem Therapieabbruch führen können;

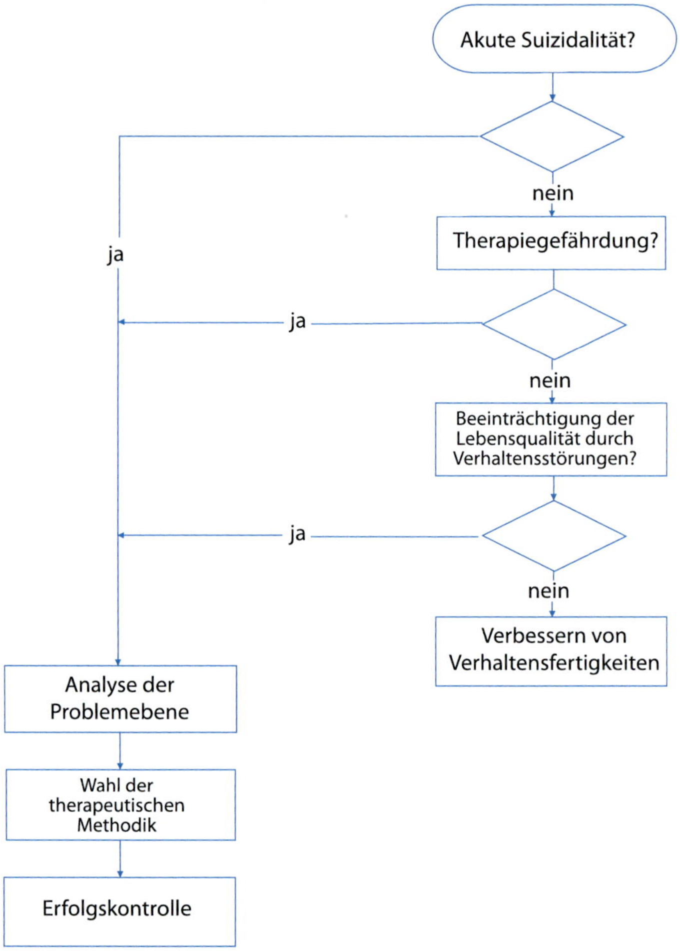

Abb. 1 Übersicht über die Hierarchie der Behandlungsziele bei der Einzeltherapie der DBT-A-Behandlung

3. Verringern von Verhalten, das die Lebensqualität ernsthaft beeinträchtigt; z. B. Substanzmissbrauch, Schule schwänzen, ungeschützter Geschlechtsverkehr oder anderes Verhalten, das die Lebensqualität nachhaltig senkt;
4. Verbessern von Verhaltensfertigkeiten.

Plakativ bedeutet dies, das primäre Ziel der Therapie ist, dass der Patient am Leben bleibt und die Therapie fortführt bzw. beendet. Die unter 3. genannten Verhaltensweisen werden in der Hierarchie individuell nach Schwere-, Beeinträchtigungs- und Leidensgrad eingeordnet. Diese Hierarchie ist dynamisch. Das bedeutet, dass parasuizidale Handlungen oder starke Suizidgedanken, die während des Behandlungsverlaufs auftreten, oberste Priorität in der Behandlung haben.

Die Einzeltherapie soll die Patienten dabei unterstützen, die in der Gruppentherapie erlernten Fertigkeiten in ihr natürliches Umfeld zu übertragen.

Ein weiterer Schwerpunkt ist die Motivationsförderung. Das bedeutet, die Bereitschaft des Patienten, dysfunktionale Verhaltensmuster aufzugeben und durch alternative therapeutisch erwünschte Verhaltensmuster zu ersetzen, wird gefördert.

▪ Das Wochenprotokoll

Alle Patienten führen ein Wochenprotokoll (▶ Anhang A1). Dies ist ein standardisierter Bogen, auf dem täglich der Ausprägungsgrad von Suizidgedanken, das Ausmaß des Drangs, sich selbst zu verletzen, eventuelle Selbstverletzungen, die Befindlichkeit, Drogen- oder Alkoholkonsum, andere mögliche Zielsymptome sowie eingesetzte Fertigkeiten und deren Wirksamkeit protokolliert werden. Zum einen dient dieses Protokoll der besseren Selbstbeobachtung des Patienten, zum anderen verschafft es dem Therapeuten einen raschen Überblick über das Befinden und Verhalten des Patienten während der letzten Woche. Das Protokoll wird zu Beginn jeder Einzeltherapiestunde durchgesehen und dient als Grundlage der Erstellung der Agenda für die jeweilige Stunde. Gemeinsam mit dem Patienten kann der Therapeut so das aktuell hochrangigste Problemverhalten erkennen und richtet den Fokus auf diejenige Ebene aus, die eine Wiederholung dieses Problemverhaltens am wahrscheinlichsten macht. Die so gewählte Ebene zieht die entsprechende therapeutische Methode nach sich. Wenn das Problemverhalten durch bestimmte auslösende Faktoren verursacht wird, erfordert dies eine konkrete Lösung oder einen verbesserten Umgang mit diesen Situationen. Die Technik der kognitiven Umstrukturierung wird gewählt, wenn das Problemverhalten auf der kognitiven Ebene durch dysfunktionale Gedankenschemata bedingt ist. Probleme der Emotionsebene können durch Expositionsübungen mit geschicktem Kontingenzmanagement gelöst werden.

Falls das Wochenprotokoll nur unvollständig ausgefüllt ist, wird es zu Beginn der Sitzung gemeinsam vervollständigt.

▪ Einsatz des Telefons

Den Patienten wird die Möglichkeit gegeben, telefonischen Kontakt zum Therapeuten aufzunehmen. Dies soll vor allem als Hilfe während Krisensituationen dienen. Dabei erhalten die Patienten telefonisch eine kurze, fertigkeitenorientierte Unterstützung, die beim Lösen der aktuellen schwierigen Situation hilft. Bei bereits stattgefundener Selbstverletzung gilt eine 24-stündige Kontaktsperre zum Therapeuten als Verstärkerentzug. Ausgenommen von dieser Kontaktsperre ist selbstverständlich akute Suizidalität. Die Patienten können auch Kontakt aufnehmen, um die therapeutische Beziehung zu fördern oder um Erfolge und Nachrichten mitzuteilen. Die Erreichbarkeit des Therapeuten wird individuell mit dem Patienten geregelt. Ist der Therapeut nicht erreichbar, kann sich der Patient jederzeit beim Dienstarzt der Abteilung melden oder vorstellen.

▪ Miteinbeziehen der Familie

Ziel ist es, die Familie regelmäßig in die Therapie mit einzubeziehen. Nach den bisherigen Erfahrungen der Arbeitsgruppe in Freiburg ist es sinnvoll, die Teilnahme der Familienmitglieder flexibel zu gestalten, wobei eine halbe Therapiestunde pro Monat mit mindestens einem Familienmitglied das Minimum ist. Die Inhalte dieser Stunden werden entsprechend der individuellen Situation gewählt. Dabei ist es besonders sinnvoll, wenn die Jugendlichen gelernte Fertigkeiten direkt umsetzen. Daher bietet sich eine Zweiteilung der Stunde an, wobei in der ersten Hälfte der Einzeltherapiestunde eine Fertigkeit vermittelt wird und diese in der zweiten Hälfte z. B. als Rollenspiel mit dem Familienmitglied unter Beobachtung des Therapeuten umgesetzt wird. Auch Validierungsstrategien können in diesem Kontext sehr erfolgreich eingesetzt werden.

Gruppentherapie bei der DBT-A: Die Familien-Fertigkeiten-Trainingsgruppe

DBT für Jugendliche (DBT-A) bezieht in diese sensible Balance zwischen Akzeptanz bzw. Sinngebung von dysfunktionalen Verhaltensweisen einerseits und der Verdeutlichung der Notwendigkeit einer Veränderung andererseits eine Integration der Familie in das Behandlungskonzept mit ein. Dies geschieht sowohl im Fertigkeitentraining durch die Teilnahme eines Elternteiles, der die Fertigkeiten gleichberechtigt erlernt, als auch durch regelmäßige Integration der Eltern in die Einzeltherapie mit dem Ziel, hierbei jugendtümliche Dilemmata (z. B. Autonomieentwicklung vs. Abhängigkeit) im jeweiligen familiären Kontext zu fokussieren und dysfunktionale Familieninteraktionen zu bearbeiten. DBT-A kombiniert also Methoden wie Expositionsverfahren, kognitive Umstrukturierung, Problemlösetechniken, Vermittlung von Fertigkeiten und familientherapeutische Aspekte. Gerade das Vermitteln von neuen Fertigkeiten und Fertigkeitenketten beansprucht in der Einzeltherapie sehr viel Zeit und kollidiert damit häufig mit anderen therapeutischen Prozessen der Einzeltherapie, sodass eine gute Abstimmung und Prioritätensetzung in der Supervisionsgruppe unabdingbar ist. Aus diesem Grunde und aus zeitökonomischen und motivationalen Aspekten heraus erfolgt das Erlernen von spezifischen Fertigkeiten wie Stressregulation, Emotionsregulation, soziale Kompetenz, Achtsamkeit und »Walking the Middle Path« im Rahmen einer wöchentlich stattfindenden Gruppentherapie.

▪ Ablauf der Sitzungen

Die Familien-Fertigkeiten-Gruppe wird von 2 Therapeuten geleitet. Idealerweise nehmen 5 Patienten mit je einer engen Bezugsperson, meist der Mutter, teil. Das Ziel der Gruppentherapie ist die Psychoedukation und Verhaltensmodifikation aller Familienmitglieder. Konkrete Verhaltensfertigkeiten werden allen Familienmitgliedern vermittelt und von allen geübt.

Tab. 4 Überblick über Probleme und Fertigkeiten, die in der Familien-Fertigkeiten-Trainingsgruppe behandelt werden

Probleme (zu reduzierendes Verhalten)	Fertigkeiten/Modul (zu verstärkendes Verhalten)
Konfusion über sich selbst (nicht wissen, was man erlebt)	Achtsamkeit
Impulsivität (Handeln, ohne lange darüber nachgedacht zu haben)	Stresstoleranz
Emotionale Instabilität (Schnelle intensive Stimmungswechsel mit geringer Kontrolle)	Emotionsregulation
Interpersonelle Probleme (Probleme, das zu bekommen, was man möchte)	Soziales Kompetenztraining
Jugendlichen- und Familiendilemmata	»Walking the Middle Path«

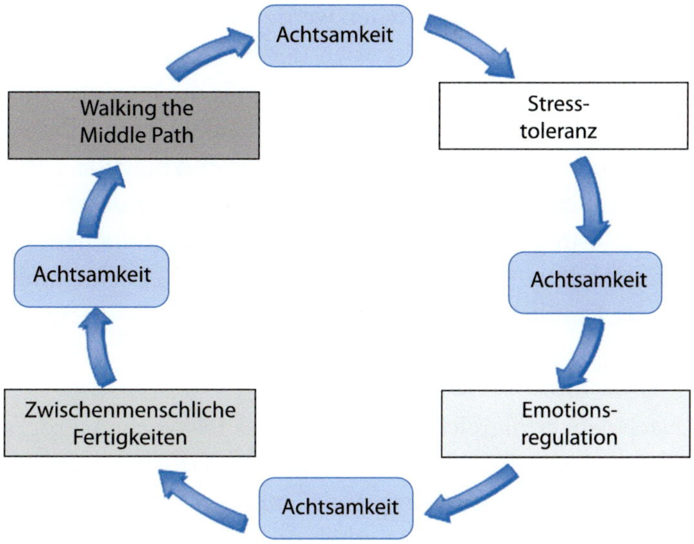

Abb. 2 Schema über den Ablauf der Fertigkeitengruppe während der DBT-A-Behandlung

Die Familien-Fertigkeiten-Trainingsgruppe gliedert sich in die 5 Module Achtsamkeit, Stresstoleranz, Emotionsregulation, zwischenmenschliche Fertigkeiten und »Walking the Middle Path« (Tab. 4). Das Modul Achtsamkeit wird in 4 Sitzungen vermittelt, die anderen Module in jeweils 3 Sitzungen (Abb. 2).

Alle 4 Wochen können neue Teilnehmer in die Gruppe aufgenommen werden. Beim Einstieg in die Therapie wird in den ersten 4 Wochen immer das Modul Achtsamkeit vermittelt, danach für jeweils 3 Wochen eines der anderen Module (Stresstoleranz, Emotionsregulation, zwischenmenschliche Fertigkeiten und »Walking the Middle Path«). Die individuell durchlaufene Reihenfolge hängt dabei vom Zeitpunkt des Einstiegs in die Gruppe ab.

In der ersten Hälfte der Sitzung werden die Hausaufgaben der vorherigen Woche besprochen, die anhand eines Fertigkeiten-Wochenprotokolls dokumentiert werden. In der zweiten Hälfte werden neue Fertigkeiten durch den Therapeuten modellhaft vorgestellt und danach von den Teilnehmern besprochen und eingeübt. Dies kann z. B. im Rollenspiel geschehen. Als Hausaufgabe wird das Üben der neu erlernten Fertigkeiten aufgegeben. Dabei sollte das Prinzip des Shaping eingehalten werden. Das bedeutet, dass neu erlernte Fertigkeiten zuerst ausschließlich in einfachen, unkomplizierten Situationen angewandt werden. Wenn der Patient diese Situationen sicher beherrscht, kann die Fertigkeit auch in schwierigeren und kritischeren Situationen angewandt werden. Das Einsetzen von erlernten Verhaltensfertigkeiten sollte direkt verstärkt und durch positive Rückmeldungen unterstützt werden.

Aspekte der Gruppentherapie, die auf die Familie abzielen

Viele Aspekte der Gruppentherapie zielen auf die Familie als Ganzes ab:

- Ein wertfreies Störungsmodell von emotionaler Instabilität und selbstverletzendem Verhalten wird vermittelt.
- Dysfunktionale Verhaltensmuster im Alltag werden durch die Vermittlung von lerntheoretischen Grundlagen abgeschwächt.

- Die Verhaltensfertigkeiten werden sowohl dem Jugendlichen als auch einem Familienmitglied vermittelt. Nach der biosozialen Theorie von Linehan wird damit der vulnerable Jugendliche gestärkt sowie die Invalidierung durch das Umfeld reduziert.
- Die Eltern unterstützen ihre Kinder aktiv beim Erlernen der neuen Fertigkeiten und können diese Fertigkeiten so besser und bewusster verstärken.
- Das Bearbeiten jugendtypischer Dilemmata unterstützt die Familien im Prozess der Ablösung und Individualisierung des Jugendlichen.
- Oft hilft es den Familien, intrafamiliäre Konflikte und Lösungsmöglichkeiten anderer Familien zu sehen, um diese dann auf die eigene Familie zu übertragen.

Abschluss der Behandlung

Nach dem erfolgreichen Abschluss des 16-Wochen-Programms erhalten Patienten und Eltern ein Diplom für ihre erfolgreiche Teilnahme am Therapieprogramm (► Anhang A4). Auch die Einzeltherapie wird mit dem Ende des Gruppentherapieprogramms meist beendet. Der Jugendliche erhält die Möglichkeit an einer Selbsthilfegruppe teilzunehmen, in der die Jugendlichen sich wöchentlich treffen, um darüber zu diskutieren, wie sie die neu erlernten Fertigkeiten effektiv einsetzen können, um ihre aktuellen Schwierigkeiten zu bewältigen. Diese Gruppe hilft den Jugendlichen, die erlernten Fertigkeiten kontinuierlich einzusetzen und zu generalisieren und unterstützt die Jugendlichen gleichzeitig dabei, sich vom Therapeuten zu lösen. Bei weitergehendem Therapiebedarf kann an die reguläre DBT-A-Standardbehandlung entweder eine Verhaltenstherapie angeschlossen werden oder es kann die DBT-A-Einzeltherapie fortgesetzt werden. Nach unserer Erfahrung legen viele der von uns behandelten Jugendliche jedoch zunächst eine Therapiepause ein, um sich dann später erneut zu melden, wenn weiterer Therapiebedarf besteht.

Wirksamkeit der dialektisch-behavioralen Therapie (DBT)

Ambulante dialektisch-behaviorale Therapie (DBT) bei Erwachsenen

Linehan et al. (Linehan et al. 1991, 1994) verglichen in einer randomisierten kontrollierten klinischen Studie bei erwachsenen Patienten mit Borderline-Persönlichkeitsstörung (BPD) und selbstverletzendem Verhalten die Wirksamkeit der dialektisch-behavioralen Therapie (DBT) im Vergleich zu einer herkömmlichen unspezifischen Psychotherapie (TAU = Treatment as Usual). In jede Therapiegruppe wurden 22 Patienten eingeschlossen. Dabei zeigte sich die DBT der TAU nach 1 Jahr Therapie signifikant überlegen anhand der Therapieabbruchrate sowie der Reduktion der stationären psychiatrischen Behandlungstage und der selbstverletzenden Verhaltensweisen. Außerdem war festzustellen, dass die Patienten der DBT-Gruppe in den Dimensionen Ärger, soziale Anpassung und Leistungsfähigkeit bessere Fortschritte aufwiesen. Durch eine Follow-up-Untersuchung (Linehan et al. 1993) wurde gezeigt, dass die Überlegenheit der DBT auch 1 Jahr nach Ende der Therapie anhielt. Dies zeigte sich vor allem in den Variablen Frequenz der Selbstverletzungen, Anzahl der stationären psychiatrischen Behandlungstage, Ärger, soziale Anpassung (Selbst- und Fremdbeurteilung), globale Leistungsfähigkeit, Ängstlichkeit und berufliche Leistungsfähigkeit.

Ähnliche Ergebnisse fanden sich bei einer Studie von Koons et al. (Koons et al. 2001) mit weiblichen Kriegsveteranen mit Borderline-Störung. Von 20 Patientinnen wurden 10 mit der DBT und 10 mit einer 1-stündigen wöchentlichen Psychotherapie plus fakultativen Gruppentherapien für jeweils 6 Monate behandelt. Diese Patientinnen profitierten von der DBT vor allem in den Dimensionen »Häufigkeit der Suizidgedanken und Selbstverletzungen«, »Hoffnungslosigkeit« und »Depression«.

In einer randomisierten klinischen Studie von Verheul et al. (Verheul et al. 2003) in den Niederlanden wurde die DBT mit einer unspezifischen Psychotherapie mit weniger als 2 Terminen pro Monat verglichen. Dabei zeigte sich vor allem bei Patienten mit häufigem selbstverletzendem Verhalten eine signifikante Überlegenheit der DBT, was die Anzahl der Selbstverletzungen betrifft.

Bei Patienten mit »Binge eating disorder« bewirkte die DBT eine signifikante Verbesserung des pathologischen Verhaltens im Vergleich zu einer Kontrollgruppe. Insgesamt 89 % der weiblichen Patienten hatten am Ende der Therapie keine »Fressattacken« mehr, allerdings reduzierte sich der Anteil dieser Patienten 6 Monate nach Ende der Therapie auf 56 % (Telch et al. 2001).

In randomisierten Studien, an denen Frauen mit einer Borderline-Persönlichkeitsstörung mit komorbidem Drogenmissbrauch teilnahmen, konnte von Linehan et al. (Linehan et al. 1999, 2002) gezeigt werden, dass die DBT bei diesen Patientinnen wirksam ist. Es wurden 12 Patientinnen, die mit einer für diese Problematik leicht modifizierten DBT behandelt wurden, mit 15 Patientinnen verglichen, die eine »normale« Psychotherapie (TAU) erhielten. Dabei waren in der DBT-Gruppe weniger Therapieabbrüche zu verzeichnen und es gab pro Patientin mehr Tage, an denen sie abstinent war. Zudem nahm die Menge der konsumierten Drogen stärker ab. Außerdem verbesserten die mit DBT behandelten Patientinnen stärker ihre soziale und globale Anpassung.

▪ Stationäre Form der dialektisch-behavioralen Therapie (DBT) bei Erwachsenen

Von Bohus et al. wurde die DBT für den stationären Bereich adaptiert. Diese Arbeitsgruppe führte eine prospektive Studie (Bohus et al. 2000a, b) mit 24 Patientinnen durch, die 3 Monate lang stationär mit der DBT behandelt wurden. Dabei reduzierte sich die Anzahl der Selbstverletzungen signifikant (vor Therapie: Median = 2 pro Monat und Patient, nach Therapie: Median = 0 pro Monat und Patient). Die Patientinnen profitierten davon in allen Dimensionen des SCL 90-R (Somatisierung, Zwanghaftigkeit, Unsicherheit im Sozialkontakt, Depressivität, Ängstlichkeit, phobische Angst, Aggressivität/Feindseligkeit, paranoides Denken und Psychotizismus) sowie in der Ausprägung der Depressivität, die mit dem Beck-Depressionsinventar gemessen wurde.

In einer weiterführenden Studie verglichen Bohus et al. (2004) 31 mit der stationären Form der DBT behandelten Patientinnen mit 19 Patientinnen, die in dieser Zeit eine ambulante unspezifische Psychotherapie erhielten (TAU). Im Gegensatz zur Kontrollgruppe reduzierte sich die Anzahl der selbstverletzenden Verhaltensweisen in der DBT-Gruppe signifikant. Diese Patientinnen verbesserten sich auch in den Dimensionen Depressivität, Ängstlichkeit, zwischenmenschliche Beziehungen, soziale Anpassung und globale Psychopathologie.

▪ Ambulant durchgeführte dialektisch-behaviorale Therapie für Jugendliche (DBT-A)

Rathus und Miller (2002) stellten in einer experimentellen Untersuchung die von ihnen entwickelte dialektisch-behaviorale Therapie für Jugendliche (DBT-A) einer unspezifischen psychodynamischen, supportiven Therapie (TAU) mit 2 Einzeltherapiesitzungen und 2 Familientherapiesitzungen pro Woche gegenüber. Dabei wurden der DBT-Gruppe Patienten zugeordnet mit aktuell bestehendem suizidalen oder selbstverletzenden Verhalten sowie der Diagnose einer Borderline-Persönlichkeitsstörung. Die Patienten der Vergleichsgruppe erfüllten nur eines dieser beiden Kriterien. Die DBT-A-Gruppe bestand aus 29 Patienten, die TAU-Gruppe aus 82. Trotz der schwereren Symptomatik der Patienten der DBT-A-Gruppe wiesen diese weniger stationäre Behandlungstage während der Therapie auf. Zwischen den Gruppen zeigte die Anzahl der Suizidversuche keinen statistisch signifikanten Unterschied, war aber in der TAU-Gruppe 2,5-mal so hoch (8,6% zu 3,4%). Die Therapieabbruchrate war in der DBT-A-Gruppe signifikant niedriger. Insgesamt 62% der Patienten beendeten die DBT, während nur 40% der TAU-Gruppe die Therapie beendeten.

Vergleicht man die Zeit vor und nach der Therapie, so wurde in der DBT-A-Gruppe eine Verminderung der Suizidgedanken festgestellt. In der Symptom-Checkliste SCL 90-R zeigte sich eine signifikante Verbesserung in den Globalwerten GSI und PSDI sowie in den Dimensionen Zwanghaftigkeit, Unsicherheit im Sozialkontakt, Depression und Ängstlichkeit. Für das Life Problems Inventory (LPI) waren Verbesserungen im Globalwert sowie in allen 4 Einzelskalen (Confusion about Self, Impulsivity, Emotion Dysregulation, Interpersonal Difficulties) nach der Therapie im Vergleich zum Therapiebeginn zu sehen.

In einer Untersuchung unserer Arbeitsgruppe zur Effektivität der DBT-A wurden in einer Pilotstudie 12 Patientinnen mit aktuell bestehendem suizidalen oder selbstverletzenden Verhalten und mindestens 3 Symptomen einer Borderline-Persönlichkeitsstörung (entsprechend DSM-IV) behandelt (Fleischhaker et al. 2005). Die Wirksamkeit der Behandlung wurde mit einem Prä-/Post-Vergleich und einer katamnestischen Nachuntersuchung 12 Monate nach Behandlungsende evaluiert. Von den Patientinnen schlossen 75% die Behandlung ab. Unter der Behandlung und im Katamnesezeitraum traten bei den Patientinnen keine Suizidversuche auf und die Häufigkeit der selbstverletzenden Verhaltensweisen reduzierte sich signifikant. Die Symptomatik einschließlich der Depressivität reduzierte sich ebenfalls stabil und hochsignifikant parallel zum Behandlungsverlauf. Die Stabilität des positiven Therapieeffektes mit Effektstärken zwischen 1,1 und 2,9 konnte in einer Nachuntersuchung 12 Monate nach Therapieende nachgewiesen werden. Darüber hinaus zeigten sich auch signifikante Verbesserungen bezüglich der psychosozialen Anpassung und der Lebensqualität der Jugendlichen (Fleischhaker et al. 2009).

Die DBT wurde von Trupin et al. (2002) bei weiblichen straffälligen Jugendlichen angewandt. Dabei zeigte sich eine signifikante Verminderung der ernsthaften Verhaltensprobleme wie beispielsweise Aggressivität und Substanzmissbrauch. Die Suizidversuche und das aggressive Verhalten reduzierten sich ebenfalls unter der Therapie, dies allerdings ohne statistische Signifikanz.

▪ Stationäre Form der dialektisch-behavioralen Therapie für Jugendliche (DBT-A)

Katz et al. (2004) wandten die DBT-A im stationären Bereich bei Jugendlichen nach Suizidversuchen oder mit Suizidgedanken an. Diese Form der DBT beinhaltet die täglich stattfindende Fertigkeitentrainingsgruppe mit 10 Terminen und die Einzeltherapie, welche 2-mal in der Woche stattfindet.

Katz et al. verglichen 26 Patienten, die über 2 Wochen die für den stationären Bereich modifizierte DBT-A erhielten, mit 27 Patienten, die über 2 Wochen nach einem psychodynamischen Konzept stationär behandelt wurden. Während des stationären Aufenthalts, der in beiden Gruppen durchschnittlich 18 Tage dauerte, traten in der DBT-A-Gruppe weniger relevante Zwischenfälle – wie z. B. Gewalt gegen sich oder andere – auf. Zum Zeitpunkt der Entlassung hatten sich die Patienten beider Gruppen bei der Selbstbeurteilung depressiver Symptome im Beck-Depressions-Inventar sowie der Suizidalität im Suicidal Ideation Questionnaire verbessert. Eine Follow-up-Untersuchung 1 Jahr nach der Therapie zeigte in keiner Gruppe einen vollendeten Suizid. Die Anzahl der selbstverletzenden Verhaltensweisen sowie die depressive Symptomatik nahmen im Vergleich zu Therapiebeginn und Entlassung weiter ab. Im Jahr nach der Entlassung gab es pro Gruppe 6 Wiederaufnahmen in eine stationäre psychiatrische Behandlung, während die Notaufnahme von 14 Probanden der TAU-Gruppe und von 8 Probanden der DBT-A-Gruppe aufgesucht wurde. Dieser Unterschied zeigte kein signifikantes Niveau. Im deutschsprachigen Raum werden stationäre Behandlungsprogramme zur DBT-A in spezialisierten Therapiestationen in Marsberg (Westfälische Klinik für Kinder- und Jugendpsychiatrie) und in Lübeck (Vorwerker Fachklinik für Kinder- und Jugendpsychiatrie und Psychotherapie) angeboten.

Andere Formen der kognitiv-behavioralen Therapie für suizidale Jugendliche

Evans et al. (1999) entwickelten eine alternative manualisierte kognitiv-behaviorale Therapie, MACT (Manual-Assisted Cognitive-Behavior Therapy), zur Behandlung von Patienten mit selbstverletzendem Verhalten. Diese Therapie wird anhand des Manuals in bis zu 6 Terminen durchgeführt. Am ersten Termin wird eine genaue Verhaltensanalyse bezüglich der Entwicklung des selbstverletzenden Verhaltens erstellt, während in den Folgeterminen spezifische Probleme des Patienten mit Unterstützung des Manuals bearbeitet werden.

Achtzehn Patienten, die die MACT erhielten, wurden 6 Monate nach Beginn der Therapie in einer randomisierten Studie mit 14 Patienten verglichen, die in der üblichen Art und Weise krankheitsspezifisch (TAU) behandelt wurden. Dabei waren die Anzahl der Selbstverletzungen sowie die Häufigkeit der depressiven Symptome in der Selbstbeurteilung in der MACT-Gruppe niedriger. Suizidversuche kamen in diesen 6 Monaten bei 56% der mit MACT behandelten Patienten und bei 71% der mit TAU behandelten Patienten vor.

Sechs Kapitel des von Evans et al. (1999) entwickelten Manuals

1. Fallberichte, Verhaltensanalyse, Vor- und Nachteile der Selbstverletzung
2. Techniken zur Problemlösung anhand von Fallbeispielen
3. Überwachung der eigenen Gedanken und Gefühle
4. Bewältigung von Stresssituationen
5. Aufklärung über Substanzmissbrauch
6. Entwicklung von Bewältigungsstrategien für die Zukunft und Erkennen von nicht vorhandenen Fertigkeiten

Eine weitere Form der kognitiv-behavioralen Therapie für suizidale Jugendliche wurde von Rotheram-Borus et al. (1994) entwickelt. Bei dieser Therapie, die SNAP (Successful Negotiation Acting Positively) genannt wird, handelt es sich um eine hochstrukturierte ambulante Therapie, die 6-mal als Familientherapie stattfindet. Primäres Ziel ist es, positive Gefühle zwischen den einzelnen Familienmitgliedern zu schaffen sowie die Fertigkeiten der Familie, mit Situationen umzugehen, in denen der Jugendliche suizidal wird, zu verbessern. Dazu werden spezielle Techniken verwendet. Zum einen bekommt jedes Familienmitglied Wertmarken, mit denen es andere Familienmitglieder für positive Gedanken und Aktionen belohnen kann. Zum anderen wird ein »Gefühlsthermometer« eingesetzt, anhand dessen jedes Familienmitglied den anderen seine Gefühle auf einer Skala von 0 (sehr ruhig) bis 100 (sehr aufgeregt) anschaulich demonstrieren kann. Zusätzlich werden Rollenspiele durchgeführt, um Fertigkeiten zu erlernen und zu verfestigen.

Häufig auftretende Probleme

Sowohl bei der Einzeltherapie als auch beim Fertigkeiten-Training können Schwierigkeiten auftreten, die nachfolgend exemplarisch benannt sind und für die es entsprechende Lösungsmöglichkeiten gibt.

Zur Einzeltherapie

- Patientin hat ihr Wochenprotokoll nicht dabei oder nicht ausgefüllt:
  Das Wochenprotokoll in der Stunde gemeinsam ausfüllen und dieses Therapie störende Verhalten ansprechen.
- Patientin hat sich geschnitten und ruft danach bei ihrer Einzeltherapeutin an:
  Suizidalität abklären; wenn nein, dann auf 24 h-Regel verweisen (für 24 h nach selbstverletzendem Verhalten gibt es keinen Kontakt zum Therapeuten; Termine in diesem Zeitraum fallen aus) und auf durchzuführende Verhaltensanalyse hinweisen.
- Mutter ruft beim Einzeltherapeuten an und erzählt, dass ihre Tochter sich geschnitten habe, nachdem es eine heftige Auseinandersetzung mit ihrem Freund gegeben hatte. Zwei Wochen zuvor hatte diese Patientin (nach 3 Monaten Therapie) eine Überdosis Schmerzmedikamente eingenommen und ihrem Einzeltherapeuten erst in der nächsten Sitzung davon berichtet:
  Therapiestörendes Verhalten fokussieren, Commitment klären, eventuell Telefonkontakte in schwierigen Situationen üben.

- **Zum Fertigkeiten-Training**

- Patientin erscheint nicht pünktlich beim Fertigkeiten-Training:
  Auf schriftliche Therapievereinbarung hinweisen (nicht pünktlich erscheinen bedeutet Fehltermin).
- Patientin möchte im Fertigkeiten-Training ihre Hausaufgabe nicht vorstellen, da ihre Mutter dabei ist:
  Folgende allgemeine Regel besprechen: Hausaufgaben im Fertigkeiten-Training müssen immer auch so gewählt werden, dass sie in der Gruppe vorgestellt werden können. Evtl. Pro/Kontra-Liste erarbeiten.
- Patientin hat bereits 3 Fehlstunden im Fertigkeiten-Training:
  Patientin darauf hinweisen, dass nach 4 Fehlterminen die Einzel- und Gruppentherapie beendet werden muss. Gemeinsam Unterstützungsangebote überlegen und anbieten (z. B. Telefonkontakt direkt vor der Therapiestunde).

Anhang

A1 Wochenprotokoll

DBT-Wochenprotokoll für Jugendliche	Deine Initialen	In der Sitzung ausgefüllt? ❑ ja ❑ nein	Wie oft hast Du diese Liste ausgefüllt? ❑ täglich ❑ 2 bis 3 mal ❑ 1 mal	Beginn am:

Zeitpunkt	Substanzgebrauch							Selbstverletzung		Suizidalität		Schule	Sex	Anderes			Gefühle								Fertigkeiten
	Drang etwas zu nehmen	Alkohol		Drogen		Medikamente		Gedanken	Handlung	Gedanken	Handlung	hingehen	Riskanter Sex		Gedanken	Handlung	Ärger	Angst	Freude	Liebe	Not/ Elend	Schuld	Traurigkeit	Scham	
Datum	0 – 5	Was genau?	Wieviel	Was genau?	Wieviel	Was genau?	Wieviel	0 – 5	ja/nein	0 – 5	ja/nein	ja/nein	ja/nein	Was genau?	0 – 5	ja/nein	0 – 5	0 – 5	0 – 5	0 – 5	0 – 5	0 – 5	0 – 5	0 – 5	0 – 7
Montag									❑ ja ❑ nein		❑ ja ❑ nein	❑ ja ❑ nein	❑ ja ❑ nein			❑ ja ❑ nein									
Dienstag									❑ ja ❑ nein		❑ ja ❑ nein	❑ ja ❑ nein	❑ ja ❑ nein			❑ ja ❑ nein									
Mittwoch									❑ ja ❑ nein		❑ ja ❑ nein	❑ ja ❑ nein	❑ ja ❑ nein			❑ ja ❑ nein									
Donnerstag									❑ ja ❑ nein		❑ ja ❑ nein	❑ ja ❑ nein	❑ ja ❑ nein			❑ ja ❑ nein									
Freitag									❑ ja ❑ nein		❑ ja ❑ nein	❑ ja ❑ nein	❑ ja ❑ nein			❑ ja ❑ nein									
Samstag									❑ ja ❑ nein		❑ ja ❑ nein	❑ ja ❑ nein	❑ ja ❑ nein			❑ ja ❑ nein									
Sonntag									❑ ja ❑ nein		❑ ja ❑ nein	❑ ja ❑ nein	❑ ja ❑ nein			❑ ja ❑ nein									

Datum der Sitzung:	Vor der Sitzung 0 – 5	Nach der Sitzung 0 – 5
Drang, sich selbst zu verletzen		
Drang, die Therapie zu beenden		
Not / Elend		

Legende 0 – 5:
0 = überhaupt nicht
1 = ein bisschen
2 = irgendwie schon
3 = ziemlich
4 = stark
5 = extrem stark

Legende 0 – 7:
0 = nicht dran gedacht nicht gemacht
1 = dran gedacht – wollte es nicht machen
2 = dran gedacht – wollte es machen
3 = hab es versucht – konnte es nicht machen
4 = hab es versucht – hat nicht geholfen
5 = hab es versucht – hat geholfen
6 = automatisch gemacht – hat nicht geholfen
7 = automatisch gemacht – hat geholfen

❑ **Abb. 3** Wochenprotokoll Vorderseite

DBT-Wochenprotokoll: Fertigkeiten

	Bereich	Fertigkeit	Wochentag, an dem Du an diesen Fertigkeiten gearbeitet hast:						
1	Achtsamkeit	Intuitives Wissen und Verstehen	Mo	Di	Mi	Do	Fr	Sa	So
2		Wahrnehmen	Mo	Di	Mi	Do	Fr	Sa	So
3		Beschreiben	Mo	Di	Mi	Do	Fr	Sa	So
4		Teilnehmen	Mo	Di	Mi	Do	Fr	Sa	So
5		Nicht bewerten	Mo	Di	Mi	Do	Fr	Sa	So
6		Konzentriert bleiben	Mo	Di	Mi	Do	Fr	Sa	So
7		Machen, was funktioniert	Mo	Di	Mi	Do	Fr	Sa	So
8	Stresstoleranz	Sich ablenken	Mo	Di	Mi	Do	Fr	Sa	So
9		Sich beruhigen	Mo	Di	Mi	Do	Fr	Sa	So
10		Den Augenblick verbessern	Mo	Di	Mi	Do	Fr	Sa	So
11		Vor- und Nachteile abwägen	Mo	Di	Mi	Do	Fr	Sa	So
12		Radikales Akzeptieren der Realität	Mo	Di	Mi	Do	Fr	Sa	So
13	Emotionsregulation	Gefühle wahrnehmen und beschreiben	Mo	Di	Mi	Do	Fr	Sa	So
14		Anfälligkeit für heftige Gefühle verringern	Mo	Di	Mi	Do	Fr	Sa	So
15		Positive Erfahrungen schaffen	Mo	Di	Mi	Do	Fr	Sa	So
16		Angenehmen Aktivitäten nachgehen	Mo	Di	Mi	Do	Fr	Sa	So
17		Dem Gefühl entgegengesetzt handeln	Mo	Di	Mi	Do	Fr	Sa	So
18		Langfristige Ziele verfolgen	Mo	Di	Mi	Do	Fr	Sa	So
19	Zwischenmenschliche Fertigkeiten	Orientierung auf das Ziel	Mo	Di	Mi	Do	Fr	Sa	So
20		Orientierung auf die Beziehung	Mo	Di	Mi	Do	Fr	Sa	So
21		Orientierung auf die Selbstachtung	Mo	Di	Mi	Do	Fr	Sa	So
22		Hilfreiche Aussagen bei störenden Gedanken	Mo	Di	Mi	Do	Fr	Sa	So
23	Walking the Middle Path	Positiv verstärken	Mo	Di	Mi	Do	Fr	Sa	So
24		Sich-selbst-Validieren	Mo	Di	Mi	Do	Fr	Sa	So
25		Andere validieren	Mo	Di	Mi	Do	Fr	Sa	So
26		Dialektisch denken	Mo	Di	Mi	Do	Fr	Sa	So
27		Dialektisch handeln	Mo	Di	Mi	Do	Fr	Sa	So

V 2.2 © Deutsche Übersetzung Böhme, Fleischhaker, Mayer-Bruns, Schulz (Abteilung für Psychiatrie und Psychotherapie im Kindes- und Jugendalter des Klinikums der Universität Freiburg), 2002.
© Englisches Original Miller, Rathus & Landsman (1999).

Legende: X = gemacht, hat nicht geholfen **O** = gemacht, hat geholfen

Abb. 4 Wochenprotokoll Rückseite

A2 Notfallkarte

Ich bin ganz im Hier und Jetzt ▶ Achtsamkeit

Ich vertraue auf mein **intuitives Wissen und Verstehen**

Was: Wahrnehmen – Beschreiben – Teilnehmen

Wie: wertfrei – konzentriert – machen, was funktioniert

Ich halte Streß aus ▶ Streßtoleranz

Ich **lenke** mich **ab**, z. B. mit Aktivitäten

Ich beruhige mich mit Hilfe der **5 Sinne**

Ich setzte **Phantasie** ein, begebe mich an meinen **Inneren Sicheren Ort**

Ich wäge **Pro und Contra** ab

Ich **akzeptiere** die Realität **radikal**

Ich pflege Beziehungen und bekomme, was ich möchte ▶ Zwischenmenschliche Fertigkeiten

Ich orientiere mich auf das **Ziel**

Ich orientiere mich auf die **Beziehung**

Ich orientiere mich auf die **Selbstachtung**

Ich komme mit meinen Gefühlen klar ▶ Emotionsregulation

Ich **nehme meine Gefühle wahr** und beschreibe sie

Ich **verringere meine Anfälligkeit** für heftige Gefühle

Ich schaffe **positive Erfahrungen**

Ich gehe **angenehmen Aktivitäten** nach

Ich **handele dem Gefühl entgegengesetzt**

Ich verfolge **langfristige Ziele**

Ich halte die Balance ▶ Walking the Middle Path

Ich **verstärke** mich und andere positiv

Ich **validiere** mich und andere

Ich **handele und denke dialektisch**

© Abteilung für Psychiatrie und Psychotherapie im Kindes- und Jugendalter Freiburg
Ärztlicher Direktor: Prof. Dr. E. Schulz

Abb. 5 Notfallkarte Vorder- und Rückseite

A3 Vordruck Verhaltensanalyse

Verhaltensanalyse

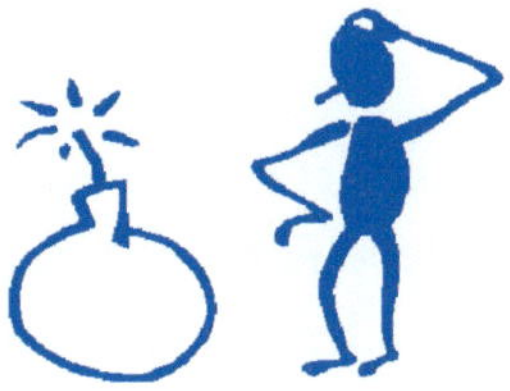

1. Problemverhalten

Bitte beschreibe Dein Problemverhalten ganz genau.
Was hast Du gemacht? Wo? Wer außer Dir war dabei? Was geschah mit Gegenständen, die Du verwendet hast?
Beschreibe Dein Problemverhalten so genau, daß eine Schauspielerin in einem Theaterstück oder Film es nachspielen könnte.

2. Vorausgehende Bedingungen

Welches Ereignis ging dem Beginn des Problemverhaltens voraus?
Was hast Du getan, gedacht, gefühlt oder Dir vorgestellt, bevor das Problemverhalten begann?
Welche Körperempfindungen hast Du wahrgenommen?
Wann begann das Problemverhalten?
Was war Deiner Meinung nach am Wichtigsten?

3. Anfälligkeitsfaktoren

Was hat Dich anfällig für das Problemverhalten gemacht?
Berücksichtige folgende Aspekte:
Gestörtes Essen oder Schlafen,
Verletzungen, körperliche Erkrankung,
Gebrauch von Alkohol oder Drogen, Mißbrauch von Medikamenten,
streßreiche Ereignisse in Deiner Umgebung,
intensive Gefühle,
eigenes, vorausgehendes Verhalten, das Du belastend fandest.

Abb. 6 Verhaltensanalyse Seite 1

4. Konsequenzen

Was folgte alles als Konsequenz aus Deinem Problemverhalten?
Dazu gehören Deine eigenen Gefühle, Gedanken, Körperwahrnehmungen und Dein Verhalten.
Wie war dies direkt nach dem Problemverhalten und wie später?
Wie haben andere Personen reagiert?
Welche Wirkung hatte Dein Verhalten auf Deine Umgebung?

5. Lösungsanalyse

Gehe noch einmal Deine Verhaltensanalyse durch. Versuche, die Punkte herauszufinden, wo Du, falls Du anders gehandelt hättest, das Problemverhalten hättest umgehen können.
Welche Fertigkeiten oder welches Bewältigungsverhalten hättest Du anwenden können oder könntest Du nächstes Mal brauchen?
Was hat dieses Mal den Gebrauch der Fertigkeiten verhindert?
Welche Art von Konsequenzen auf das Problemverhalten würde Dir helfen, das Verhalten in Zukunft unter Kontrolle zu bringen?

6. Präventionsstrategien

Wie hättest Du Deine Anfälligkeit für das Problemverhalten verringern können?
Worauf könntest Du in Zukunft achten, um Deine Anfälligkeit zu verringern?

7. Wiedergutmachung / „repair"

Welche Möglichkeiten der Wiedergutmachung (Dir selbst und anderen gegenüber) hast Du?

Abb. 7 Verhaltensanalyse Seite 2

Abschlusszertifikat zum DBT-A Programm

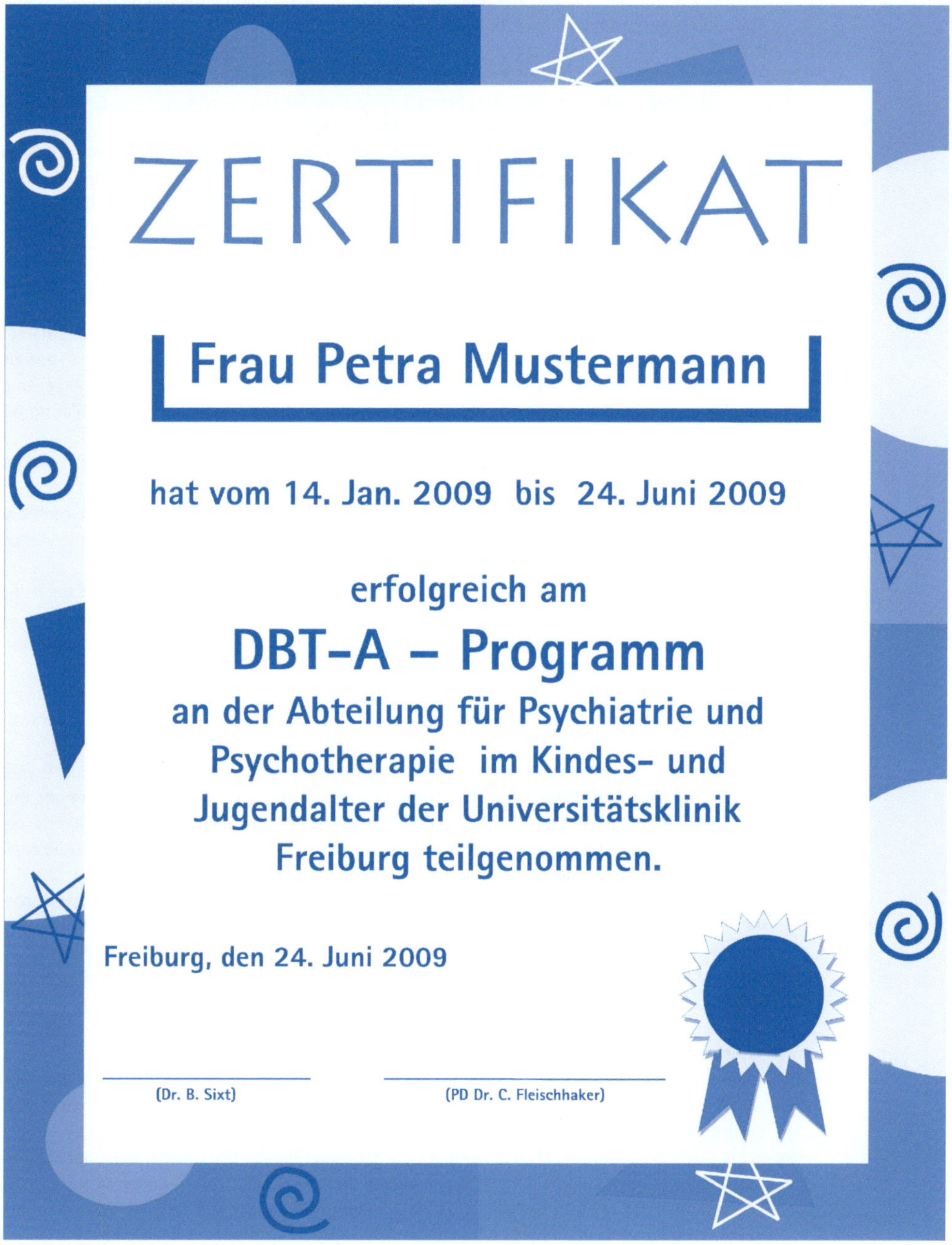

ZERTIFIKAT

Frau Petra Mustermann

hat vom 14. Jan. 2009 bis 24. Juni 2009

erfolgreich am

DBT-A – Programm

an der Abteilung für Psychiatrie und Psychotherapie im Kindes- und Jugendalter der Universitätsklinik Freiburg teilgenommen.

Freiburg, den 24. Juni 2009

(Dr. B. Sixt)

(PD Dr. C. Fleischhaker)

Literatur

American Academy of Child and Adolescent Psychiatry, 2001, Practice parameter for the assessment and treatment of children and adolescents with suicidal behavior: Journal of the American Academy of Child and Adolescent Psychiatry, v. 40, p. 24S–51S.

American Psychiatric Association, 1994, Diagnostic and Statistic Manual of Mental Disorders (DSM-IV), Washington D.C.

American Psychiatric Association, 2001, Practice guideline for the treatment of patients with borderline personality disorder: American Journal of Psychiatry, v. 158, p. 1–52.

Becker, DF, CM Grilo, WS Edell, TH McGlashan, 2000, Comorbidity of borderline personality disorder with other personality disorders in hospitalized adolescents and adults: American Journal of Psychiatry, v. 157, p. 2011–2016.

Bohus, M, M Berger, 1996, Die Dialektisch-Behaviorale Psychotherapie nach M. Linehan. Ein neues Konzept zur Behandlung von Borderline-Persönlichkeitsstörungen: Nervenarzt, v. 67, p. 911–923.

Bohus, M, B Haaf, T Simms, M F Limberger, C Schmahl, C Unckel, K Lieb, M M Linehan, 2004, Effectiveness of inpatient dialectical behavioral therapy for borderline personality disorder: a controlled trial: Behaviour Research and Therapy, v. 42, p. 487–499.

Bohus, M, B Haaf, C Stiglmayr, U Pohl, R Bohme, MM Linehan, 2000a, Evaluation of inpatient dialectical-behavioral therapy for borderline personality disorder – a prospective study: Behaviour Research and Therapy, v. 38, p. 875–887.

Bohus, M, M Limberger, U Ebner, FX Glocker, B Schwarz, M Wernz, K Lieb, 2000b, Pain perception during self-reported distress and calmness in patients with borderline personality disorder and self-mutilating behavior: Psychiatry Research, v. 95, p. 251–260.

Böhme, R, C Fleischhaker, F Mayer-Bruns, E Schulz, 2002, Dialektisch-Behaviorale Therapie für Jugendliche (DBT-A) – Therapiemanual, Freiburg, Selbstverlag.

Braun-Scharm, H, F Poustka, 2003, Suizidalität im Kindes- und Jugendalter, in Deutsche Gesellschaft für Kinder- und Jugendpsychiatrie und Psychotherapie et al (ed), Leitlinien zur Diagnostik und Therapie von psychischen Störungen im Säuglings-, Kindes- und Jugendalter: Köln, Deutscher Ärzte-Verlag, p. 383–395.

Brown, MZ, KA Comtois, MM Linehan, 2002, Reasons for suicide attempts and nonsuicidal self-injury in women with borderline personality disorder: Journal of Abnormal Psychology, v. 111, p. 198–202.

Clarkin, JF, T A Widiger, A Frances, SW Hurt, M Gilmore, 1983, Prototypic typology and the borderline personality disorder: Journal of Abnormal Psychology, v. 92, p. 263–275.

Evans, K, P Tyrer, J Catalan, U Schmidt, K Davidson, J Dent, P Tata, S Thornton, J Barber, S Thompson, 1999, Manual-assisted cognitive-behaviour therapy (MACT): a randomized controlled trial of a brief intervention with bibliotherapy in the treatment of recurrent deliberate self-harm: Psychological Medicine, v. 29, p. 19–25.

Favazza, AR, R J Rosenthal, 1993, Diagnostic issues in self-mutilation: Hospital and Community Psychiatry, v. 44, p. 134–140.

Fleischhaker, C, E Schulz, 2010, Borderline-Persönlichkeitsstörungen im Jugendalter. Springer, Berlin Heidelberg.

Fleischhaker, C, R Böhme, B Sixt, E Schulz, 2005a, Suizidalität, Parasuizidalität und selbstverletzende Verhaltensweisen von Patientinnen mit Symptomen einer Borderlinestörung - Erste Daten einer Pilotstudie zur Dialektisch-Behavioralen Therapie für Adolescente (DBT-A): Kindheit & Entwicklung, v. 14, p. 112–127.

Fleischhaker, C, R Böhme, B Sixt, E Schulz, 2005b, Suizidalität, Parasuizidalität und selbstverletzende Verhaltensweisen von Patientinnen mit Symptomen einer Borderlinestörung – Erste Daten einer Pilotstudie zur Dialektisch-Behavioralen Therapie für Adolescente (DBT-A): Kindheit & Entwicklung, v. 14, p. 112–127.

Frances, A, M Fyer, J Clarkin, 1986, Personality and suicide: Annals of the New York Academy of Sciences, v. 487, p. 281–293.

Fritsch, S, D Donaldson, A Spirito, B Plummer, 2000, Personality characteristics of adolescent suicide attempters: Child Psychiatry and Human Development, v. 30, p. 219–235.

Gunderson, JG, 1984, Borderline Personality Disorder, Washington D. C., American Psychiatric Publishing, Inc.

Hawton, K, K Houston, C Haw, E Townsend, L Harriss, 2003, Comorbidity of axis I and axis II disorders in patients who attempted suicide: American Journal of Psychiatry, v. 160, p. 1494–1500.

Horesh, N, I Orbach, D Gothelf, M Efrati, A Apter, 2003, Comparison of the suicidal behavior of adolescent inpatients with borderline personality disorder and major depression: Journal of Nervous and Mental Disease, v. 191, p. 582–588.

Jerschke, S, K Meixner, H Richter, M Bohus, 1998, [The treatment history of patients with borderline personality disorder in the Republic of Germany]: Fortschritte der Neurologie-Psychiatrie, v. 66, p. 545–552.

Katz, LY, BJ Cox, S Gunasekara, AL Miller, 2004, Feasibility of dialectical behavior therapy for suicidal adolescent inpatients: Journal of the American Academy of Child and Adolescent Psychiatry, v. 43, p. 276–282.

Koerner,K, A L Miller, A W Wagner, 1998, Dialectical Behavior Therapy: Part I Principle-Based Intervention for Patients with Multiple Problems: Jrnl.Prac.Psych.and Behav.Hlth., v. January, p. 28-36.

Koons, CR, CJ Robins, JL Tweed, GR Lynch, AM Gonzales, JQ Morse, GK Bishop, MI Butterfield, LA Bastian, 2001, Efficacy of Dialectical Behavior Therapy in Women Veterans With Borderline Personality Disorder: Behavior Therapy, v. 32, p. 371–390.

Lieb,K, M C Zanarini, C Schmahl, M M Linehan, M Bohus, 2004, Borderline personality disorder: Lancet, v. 364, p. 453–461.

Linehan, MM, 1993a, Cognitive behavioral treatment of borderline personality disorder, New York, Guilford Press.

Linehan, MM, 1993b, Skills Training Manual for Treating Borderline Personality Disorder, New York, Guilford Press.

Linehan, MM, HE Armstrong, A Suarez, D Allmon, H L Heard, 1991, Cognitive-behavioral treatment of chronically parasuicidal borderline patients: Archives of General Psychiatry, v. 48, p. 1060–1064.

Linehan, MM, LA Dimeff, SK Reynolds, KA Comtois, SS Welch, P Heagerty, DR Kivlahan, 2002, Dialectical behavior therapy versus comprehensive validation therapy plus 12-step for the treatment of opioid dependent women meeting criteria for borderline personality disorder: Drug and Alcohol Dependence, v. 67, p. 13–26.

Linehan, MM, HL Heard, HE Armstrong, 1993, Naturalistic follow-up of a behavioral treatment for chronically parasuicidal borderline patients: Archives of General Psychiatry, v. 50, p. 971–974.

Linehan, MM, H Schmidt, III, LA Dimeff, JC Craft, J Kanter, KA Comtois, 1999, Dialectical behavior therapy for patients with borderline personality disorder and drug-dependence: The American journal on addictions, v. 8, p. 279–292.

Linehan, MM, DA Tutek, HL Heard, HE Armstrong, 1994, Interpersonal outcome of cognitive behavioral treatment for chronically suicidal borderline patients: American Journal of Psychiatry, v. 151, p. 1771–1776.

Links, PS, B Gould, R Ratnayake, 2003, Assessing suicidal youth with antisocial, borderline, or narcissistic personality disorder: Canadian Journal of Psychiatry.Revue Canadienne de Psychiatrie, v. 48, p. 301–310.

Miller, AL, 1999, Dialectical behavior therapy: a new treatment approach for suicidal adolescents: American Journal of Psychotherapy, v. 53, p. 413–417.

Miller, AL, J Glinski, KA Woodberry, AG Mitchell, J Indik, 2002, Family therapy and dialectical behavior therapy with adolescents: Part I: Proposing a clinical synthesis: American Journal of Psychotherapy, v. 56, p. 568–584.

Miller, AL, K Koerner, J Kanter, 1998, Dialectical Behavior Therapy: Part II: Jrnl.Prac.Psych.and Behav.Hlth., v. March, p. 84–101.

Nixon, MK, PF Cloutier, S Aggarwal, 2002, Affect regulation and addictive aspects of repetitive self-injury in hospitalized adolescents: Journal of the American Academy of Child and Adolescent Psychiatry, v. 41, p. 1333–1341.

Paris, J, 1993, The treatment of borderline personality disorder in light of the research on its long term outcome: Canadian Journal of Psychiatry.Revue Canadienne de Psychiatrie, v. 38 Suppl 1, p. S28–S34.

Rathus, JH, AL Miller, 2000, DBT for adolescents: Dialectical dilemmas and secondary treatment targets: Cognitive & Behavioral Practice, v. 7, p. 425–434.

Rathus, JH, AL Miller, 2002, Dialectical behavior therapy adapted for suicidal adolescents: Suicide and Life-threatening Behavior, v. 32, p. 146–157.

Rotheram-Borus, MJ, J Piacentini, S Miller, F Graae, D Castro-Blanco, 1994, Brief cognitive-behavioral treatment for adolescent suicide attempters and their families: Journal of the American Academy of Child and Adolescent Psychiatry, v. 33, p. 508–517.

Saß, H, HU Wittchen, M Zaudig, I Houben, 2003, Diagnostisches und statistisches Manual psychischer Störungen: Textrevision; DSM-IV-TR, Göttingen, Bern, Toronto, Seattle, Hogrefe-Verlag.

Schulz, E, 2000, Selbstverletzung und suizidales Verhalten, in H Remschmidt (ed), Kinder- und Jugendpsychiatrie - Eine praktische Einführung: Stuttgart, Thieme Verlag, p. 307–312.

Soloff, PH, KG Lynch, TM Kelly, 2002, Childhood abuse as a risk factor for suicidal behavior in borderline personality disorder: Journal of Personal Disorders, v. 16, p. 201–214.

Telch, CF, W S Agras, M M Linehan, 2001, Dialectical behavior therapy for binge eating disorder: Journal of Consulting and Clinical Psychology, v. 69, p. 1061–1065.

Trupin, EW, DG Stewart, B Beach, L Boesky, 2002, Effectiveness of a Dialectical Behaviour Therapy Program for Incarcerated Female Juvenile Offenders: Child & Adolescent Mental Health, v. 7, p. 121–127.

Verheul, R, LM Van Den Bosch, MW Koeter, MA De Ridder, T Stijnen, B W Van Den, 2003, Dialectical behaviour therapy for women with borderline personality disorder: 12-month, randomised clinical trial in The Netherlands: British Journal of Psychiatry, v. 182, p. 135–140.

Vrhovac, B, R Vrhovac, 1995, Podrucje Lijekova U 1994. Godini The Drug Field in the year 1994: Pharmacca, v. 33, p. 1–34.

Welch, SS, MM Linehan, 2002, High-risk situations associated with parasuicide and drug use in borderline personality disorder: Journal of Personal Disorders, v. 16, p. 561–569.

Westen, D, J Shedler, C Durrett, S Glass, A Martens, 2003, Personality diagnoses in adolescence: DSM-IV axis II diagnoses and an empirically derived alternative: American Journal of Psychiatry, v. 160, p. 952–966.

Wewetzer,C, S Herpertz, B Herpertz-Dahlmann, 2003, Persönlichkeitsstörungen, in Deutsche Gesellschaft für Kinder- und Jugendpsychiatrie und Psychotherapie et al (ed), Leitlinien zur Diagnostik und Therapie von psychischen Störungen im Säuglings-, Kindes- und Jugendalter: Köln, Deutscher Ärzte-Verlag, p. 141–152.

Widiger, TA, A Frances, 1989, Epidemiology, diagnosis, and comorbidity of borderline personality disorder, Washington D.C., p. 8–24.

Woodberry, KA, AL Miller, J Glinski, J Indik, AG Mitchell, 2002, Family therapy and dialectical behavior therapy with adolescents: Part II: A theoretical review: American Journal of Psychotherapy, v. 56, p. 585–602.

Wunderlich, U, T Bronisch, HU Wittchen, 1998, Comorbidity patterns in adolescents and young adults with suicide attempts: European Archives of Psychiatry and Clinical Neuroscience, v. 248, p. 87–95.

Zanarini, MC, FR Frankenburg, ED Dubo, AE Sickel, A Trikha, A Levin, V Reynolds, 1998a, Axis I comorbidity of borderline personality disorder: American Journal of Psychiatry, v. 155, p. 1733–1739.

Zanarini, MC, FR Frankenburg, ED Dubo, AE Sickel, A Trikha, A Levin, V Reynolds, 1998b, Axis II comorbidity of borderline personality disorder: Comprehensive Psychiatry, v. 39, p. 296–302.

Zanarini, MC, AA Williams, RE Lewis, RB Reich, SC Vera, MF Marino, A Levin, L Yong, FR Frankenburg, 1997, Reported pathological childhood experiences associated with the development of borderline personality disorder: American Journal of Psychiatry, v. 154, p. 1101–1106.

Praktischer Teil

Dialektisch-behaviorale Therapie für Jugendliche (DBT-A)

Leitfaden zum Arbeitsbuch

Inhaltsverzeichnis

1 Grundlagen

1.1 DBT-A – Vertrag

Theorie

Falls zum Modul Achtsamkeit neue Teilnehmer dazugekommen sind, wird zunächst das Manual bis Seite 7 durchgesprochen. Anschließend wird der Vertrag von allen anwesenden Beteiligten unterschrieben.

Falls sich das Modul Achtsamkeit ohne neue Teilnehmer wiederholt, wird mit Seite 8 gestartet.

1. Grundlagen

DBT-A – Vertrag

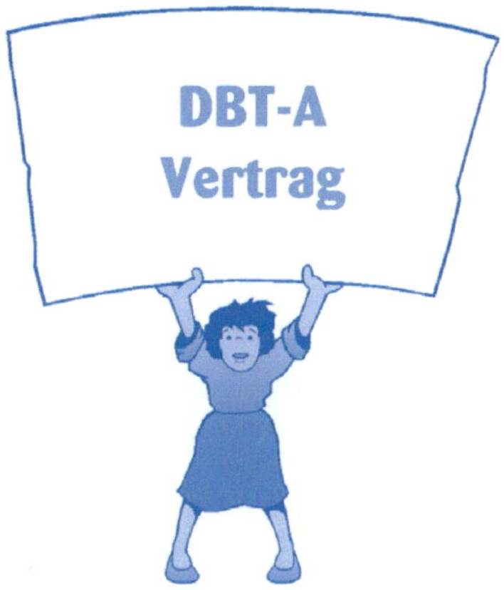

Mit diesem Vertrag bestätige ich, ______________________________, dass ich mit der Theorie und der Art der Durchführung der Dialektisch-Behavioralen Therapie für Jugendliche (DBT-A) vertraut bin und stimme zu, 16 Wochen am DBT-A Behandlungsprogramm teilzunehmen.
Die Regeln zu Anwesenheit und Fehlzeiten sind mir bewusst.

____________________ Datum	____________________ Deine Unterschrift
____________________ Datum	____________________ Unterschrift GruppenleiterIn
____________________ Datum	____________________ Unterschrift GruppenleiterIn
____________________ Datum	____________________ Unterschrift EinzeltherapeutIn

1.2 Dialektisch-behaviorale Therapie

Theorie

Das Konzept der Skills-Gruppe besteht aus den Modulen **Achtsamkeit**, **Stresstoleranz**, **Emotionsregulation**, **zwischenmenschliche Fertigkeiten** und **Walking the Middle Path**.

Der Gruppe soll hier verdeutlicht werden, welches Modul bei welcher Art von Schwierigkeiten zur Anwendung kommen soll.

Info Grundlagen • 1

Dialektisch-Behaviorale Therapie

Schwierigkeiten (Zu verringernde Verhaltensmuster)	⇨	Fertigkeiten (Zu erlernende Verhaltensmuster)
Identitätsstörung (Du weißt nicht, wie Du Dich fühlst)	⇨	**Achtsamkeit**
Impulsivität (Du handelst, ohne vorher darüber nachzudenken)	⇨	**Stresstoleranz**
Emotionale Instabilität (schnelle, intensive Stimmungswechsel ohne viel Kontrolle)	⇨	**Umgang mit Gefühlen**
Zwischenmenschliche Probleme (Schwierigkeiten, mit anderen klar zu kommen)	⇨	**Zwischenmenschliche Fertigkeiten**
Jugendlichen- & Familien-Dilemmata (extremes Denken, Fühlen und Handeln; z.B. „Alles- oder Nichts-Denken“)	⇨	**Walking the Middle Path**

1.3 Biosoziale Theorie

Theorie

Die biosoziale Theorie von Linehan geht davon aus, dass Verhaltensschwierigkeiten durch eine emotionale Fehlregelung verursacht werden, mit fehlender Passung zwischen dem Jugendlichen, der aufgrund einer biologischen Verletzbarkeit Schwierigkeiten hat, mit seinen Gefühlen zurechtzukommen, und seiner Umwelt, die diese Verletzlichkeit durch Unverständnis intensiviert. Die biologisch bedingte emotionale Befindlichkeit zeichnet sich durch Sensibilität, heftige Reaktionen und langsame Rückkehr zum Ausgangsniveau der Gefühlslage aus.

Die biosoziale Theorie nimmt an, dass die Verhaltensschwierigkeiten entstehen, wenn ein Kind mit Schwierigkeiten in der Emotionsregulation in einem invalidierenden Umfeld aufwächst. Invalidierend bedeutet in diesem Falle z. B., dass dem Kind durchgängig mitgeteilt wird, dass die Verhaltensweisen des Kindes unsinnig, dumm und falsch sind.

Selbstverletzende Verhaltensweisen werden daher als im unterschiedlichen Sinne funktional betrachtet. Häufig stellen sie die einzige Möglichkeit der Patienten dar, mit ihren Emotionen zurechtzukommen und Hilfe in einem ansonsten invalidierenden Umfeld zu erhalten.

Info Grundlagen • 2

Biosoziale Theorie

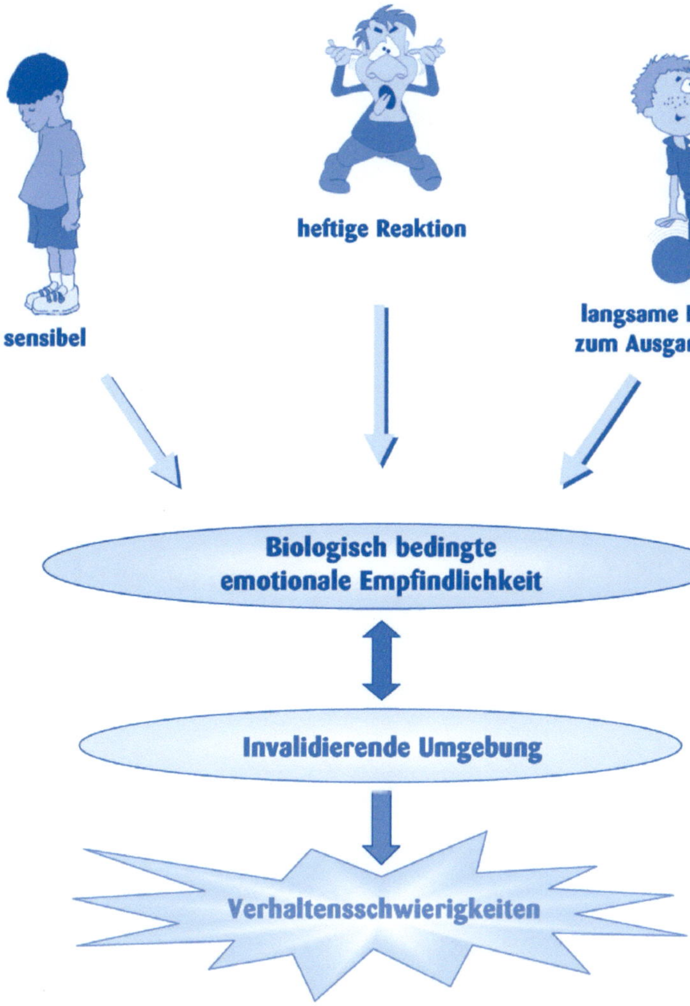

1.4 Fertigkeitentraining: Ablaufschema

Theorie

Die Skillsgruppe dauert für die Teilnehmer insgesamt 16 Wochen, sie ist als offene, fortlaufende Gruppe angelegt. Neue Teilnehmer können beim Modul Achtsamkeit einsteigen, das viermal wiederholt wird und jeweils eine Sitzung lang dauert. Die anderen Module nehmen jeweils drei Sitzungen in Anspruch.

Am Ende jeder Sitzung gibt es Hausaufgaben, die die Teilnehmer und der Therapeut bis zum nächsten Mal erledigt haben müssen und die zu Beginn der folgenden Sitzung besprochen werden.

Alternativ kann die Skillsgruppe auch als geschlossene Gruppe durchgeführt werden. In diesem Fall beginnt die Gruppe in der Regel mit dem Achtsamkeitsmodul vor dem Modul Stresstoleranz. Die folgenden Achtsamkeitsmodule können häufig in die anderen Module integriert werden.

Jede Sitzung wird mit einer Achtsamkeitssitzung eingeleitet.

Info Grundlagen • 3

Fertigkeiten-Training: Ablaufschema

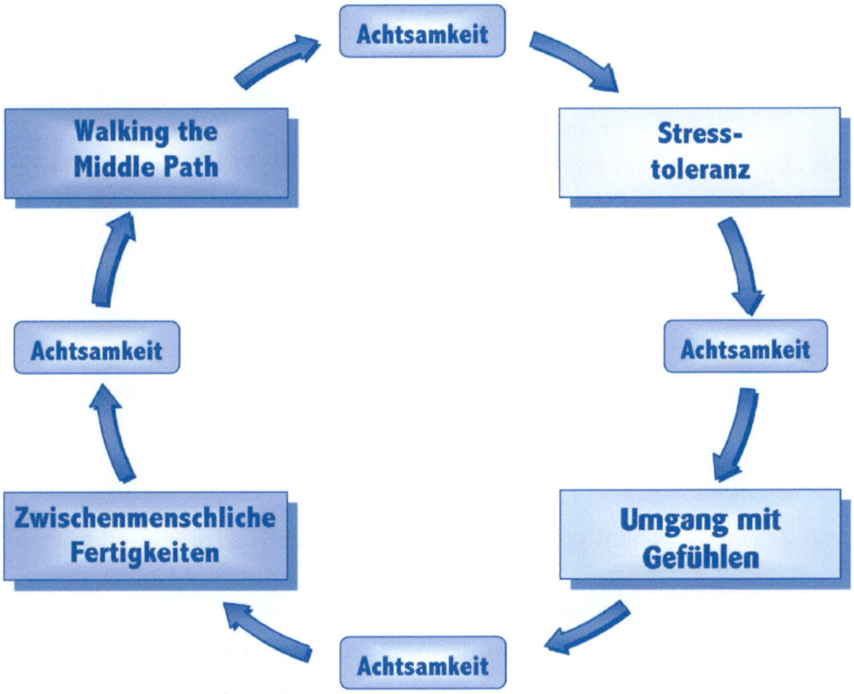

1.5 DBT-A – Grundannahmen

Theorie

- Zu 1. + 2.: Wenn die Verhaltensschwierigkeiten außer Kontrolle geraten und sich Rückschläge in der Therapie einstellen, wird oft von den Patienten, den Familienmitgliedern und dem Therapeuten angenommen, dass der Patient nicht versucht, an seinem Verhalten etwas zu verbessern. Diese Einstellung vermindert auf Dauer die Motivation sowohl des Patienten und der Familie als auch die des Therapeuten und ist nicht hilfreich. Daher sollten alle besser davon ausgehen, dass der Patient sich besser verhalten würde, wenn er es im Moment könnte.
- Zu 3.: Aufgrund individueller Gegebenheiten (s. biosoziale Theorie) müssen sich Patienten oft stärker anstrengen als andere Gleichaltrige, um dysfunktionale Verhaltensweisen zu vermeiden.
- Zu 4.: Patienten denken oft, dass es unfair ist, sich mit Schwierigkeiten auseinandersetzen zu müssen, die sie nicht selber verursacht haben. Als Analogie kann man das Beispiel von dem Mann erzählen, der von einem Unbekannten in einen Fluss gestoßen wird. Es stellt sich in dieser Situation die Frage, ob das heißt, dass der Mann, der ja nicht in den Fluss wollte, jetzt auch nicht schwimmen muss, um wieder herauszukommen.
- Zu 5.: Die Annahme, dass das Leben für die Patienten im Moment schwer zu ertragen ist, wird normalerweise von den Patienten und ihrem Umfeld bestätigt. Als Lösungsmöglichkeit bietet sich an, das Leben lebenswerter sein zu lassen.
- Zu 6.: Wichtigster Punkt hierbei ist, dass die Patienten lernen müssen, nicht nur in Situationen, in denen sie sich unter Kontrolle haben, neue Fertigkeiten zu erwerben und anzuwenden, sondern auch in Krisenzeiten.
- Zu 7.: Situationen werden von unterschiedlichen Beteiligten unterschiedlich wahrgenommen. So unterscheidet sich die Beschreibung eines Elefanten von vorne gewaltig von der von hinten, obwohl es sich in beiden Fällen um dasselbe Tier handelt. Für Patienten ist es wichtig, zu lernen, Situationen aus unterschiedlichen Blickwinkeln betrachten zu können, um dysfunktionale Verhaltensweisen zu vermeiden.
- Zu 8.: Falls Patienten bei DBT-A keine Fortschritte machen oder die Therapie abbrechen, wird stattdessen davon ausgegangen, dass entweder die Therapie, der Therapeut oder beide zusammen versagt haben. Auch Krebspatienten macht man nicht dafür verantwortlich, wenn es noch keine adäquate Therapiemethode gibt.

Info Grundlagen • 4

DBT-A – Grundannahmen

1. PatientInnen geben ihr Bestes.
2. PatientInnen wollen sich verändern.
3. PatientInnen müssen sich oft mehr anstrengen, härter arbeiten und stärker motiviert sein als andere, um sich zu verändern.
4. Obwohl PatientInnen ihre Schwierigkeiten nicht alle selbst verursacht haben, müssen sie sie selber lösen.
5. Das Leben suizidaler und depressiver Jugendlicher ist so, wie es im Moment gelebt wird, schmerzhaft und schwer auszuhalten.
6. PatientInnen müssen neue Verhaltensweisen in vielen wichtigen Situationen in ihrem Leben lernen.
7. Es gibt keine absolute Wahrheit.
8. PatientInnen können in DBT nicht versagen.

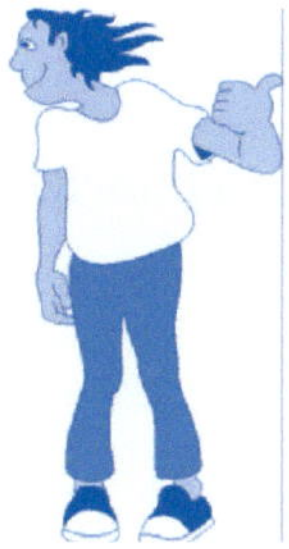

1.6 Regeln für das Fertigkeitentraining

Theorie Um an der Skillsgruppe effektiv teilnehmen zu können, sind mit den Teilnehmern nebenstehende Regeln zu vereinbaren.

Praxis

- Zu 1. Ohne Einzeltherapie hat sich die Skillsgruppe als nicht ausreichend wirksam erwiesen, da die Skills in der Einzeltherapie wiederholt und vertieft werden müssen, um erfolgreich und oft genug angewendet werden zu können.

Praxis

- Zu 2.: Nach dem Sinn der Regel fragen

Theorie Fertigkeiten können nur mit klarem Kopf erworben werden.

Praxis

- Zu 3.: Nach dem Sinn der Regel fragen

Theorie Vertraulichkeit ist wichtig, damit die Teilnehmer offen schwierige Situationen als Beispiele nennen können. Vertraulichkeit meint nicht, dass Teilnehmer erlernte Fertigkeiten nicht an andere weitervermitteln dürfen.

Praxis

- Zu 4. und 5.: Nach dem Sinn der Regeln fragen

Theorie Durch zu viele verpasste Sitzungen verlieren die Teilnehmer den Anschluss an die Gruppe aufgrund von Wissenslücken. Die weitere Teilnahme ist dann nicht mehr sinnvoll. Scheidet die Patientin aus der Therapie aus, scheidet auch der Elternteil aus. Scheidet der Elternteil aus, kann die Patientin die Therapie fortsetzen.

Praxis

- Zu 6.: Das heißt nicht, dass sich jemand nicht später noch einmal um einen neuen Therapieplatz bemühen kann.

Praxis

- Zu 7.: Nach dem Sinn der Regel fragen

Theorie Suizidales Verhalten kann ansteckend sein.

Praxis

- Zu 8.: Nach dem Sinn der Regel fragen

Theorie Es ist nicht fair, jemanden um Hilfe zu bitten, ohne an einer Lösungsmöglichkeit interessiert zu sein, da man dadurch auf das Gegenüber großen Druck ausübt. Wenn ein Teilnehmer sich mit einer Situation überfordert fühlt, muss er sich bei den Eltern oder dem Therapeuten Hilfe holen. Das hat nichts mit Vertrauensbruch zu tun!

Praxis

- Zu 9.: Nach dem Sinn der Regel fragen

Theorie Sexuelle Beziehungen innerhalb der Gruppe gefährden den Therapieerfolg.

Praxis

- Zu 10.: Nach dem Sinn der Regel fragen

Theorie Wertschätzung macht es den Teilnehmern leichter, mit Offenheit in der Gruppe zu sprechen. Schlechte Arbeitsatmosphäre verhindert effektives Lernen. Die Gruppe stellt zudem ein Übungsfeld für den Alltag dar.

Info Grundlagen • 5

Regeln für das Fertigkeiten-Training

1. Alle Jugendlichen müssen gleichzeitig in einzeltherapeutischer Behandlung sein.
2. TeilnehmerInnen dürfen nicht unter dem Einfluß von Alkohol oder Drogen zu den Sitzungen kommen.
3. Alle während der Sitzungen erworbenen Informationen (einschließlich der Namen der anderen TeilnehmerInnen) sind vertraulich.
4. TeilnehmerInnen, die mehr als 15 Minuten zu spät kommen, dürfen teilnehmen, aber der Termin gilt als verpaßte Gruppensitzung.
5. Insgesamt 5 verpaßte Fertigkeiten-Trainings-Sitzungen oder 5 verpaßte Einzeltherapiestunden führen zum sofortigen Ende der Therapie.
6. Wenn Du die Therapie abbrichst, kannst Du die Entscheidung nicht rückgängig machen.
7. TeilnehmerInnen ist es nicht erlaubt, mit anderen TeilnehmerInnen außerhalb der Therapiesitzungen über suizidales Verhalten zu sprechen.
8. TeilnehmerInnen, die sich gegenseitig um Hilfe bitten, müssen bereit sein, Hilfe anzunehmen. Diejenige, die um Hilfe gebeten wird, muß sich, wenn nötig, Hilfe von jemand anderem suchen.
9. TeilnehmerInnen dürfen keine sexuellen Beziehungen miteinander eingehen.
10. TeilnehmerInnen begegnen sich mit Achtung und Wertschätzung.

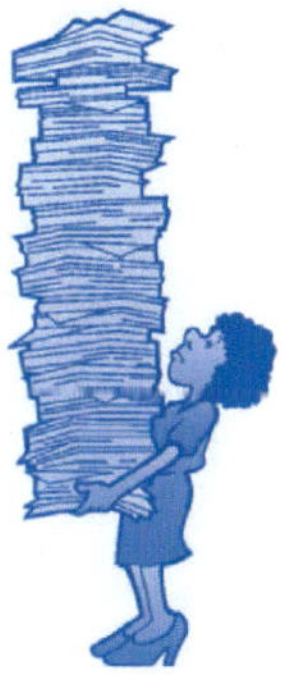

2 Achtsamkeit

2.1 Innere Achtsamkeit

Theorie

Fertigkeiten zur Steigerung der »inneren Achtsamkeit« haben eine zentrale Bedeutung in der DBT-A und werden daher zu Beginn jeder Gruppensitzung geübt. Sie sind auf dem Wochenprotokoll aufgeführt, das jede Woche von den Teilnehmerinnen ausgefüllt wird. Diese Fertigkeiten sind psychologische Varianten von Meditationsübungen aus östlichen, spirituellen Disziplinen und beruhen weitgehend auf der Praxis des ZEN, sind aber auch mit vielen westlichen Meditationspraktiken vereinbar.

Kontrolle über eigene Gedanken zu haben hat etwas damit zu tun, wieweit man seine eigene Aufmerksamkeit steuern kann, d. h. worauf man sie richtet und wie lange man sich darauf konzentriert. Bei den Fertigkeiten zur Steigerung der inneren Achtsamkeit geht es darum zu lernen, sich seiner Selbst bewusst zu werden und dadurch mehr Kontrolle über sich selbst zu gewinnen. Dafür muss man viel üben.

Praxis

- Beispiele nennen lassen, wo die Unfähigkeit, die Aufmerksamkeit steuern zu können, zu Schwierigkeiten geführt hat :
  - Nicht aufhören können, an bestimmte Dinge zu denken, wie z. B. vergangene Erlebnisse, oder Zukunftspläne oder Schmerzen
  - Sich nicht auf eine Mathearbeit konzentrieren können, weil man ständig an den Jungen in der Parallelklasse denken muss

Theorie

In der DBT werden drei verschieden Anteile unterschieden, die unser Erleben und Verhalten auf unterschiedliche Weise bestimmen: Vernunft, Gefühl und das intuitive Verstehen und Wissen. Wenn ein Mensch durch den Verstand gesteuert wird, dann versucht er, Wissen auf intellektuelle Weise zu erlangen, er denkt rational und logisch, hält sich an die empirischen Fakten, plant sein Verhalten sorgfältig, konzentriert seine Aufmerksamkeit und wendet sich auf bedachte Weise Problemen zu. Wenn ein Mensch vom Gefühl gesteuert ist, dann werden sein Denken und Verhalten in erster Linie durch seine momentanen Gefühle gesteuert, vernünftiges logisches Denken ist schwierig, Tatsachen werden verzerrt, um mit dem momentanen Gefühl überein zu stimmen, das Verhalten wird durch die aktuellen Gefühle bestimmt. Unter intuitivem Verstehen und Wissen wird die Integration von Vernunft und Gefühl verstanden. Das intuitive Verstehen und Wissen geht aber auch noch darüber hinaus; es enthält über die emotionale Erfahrung und die logische Analyse hinaus auch ein intuitives Wissen. Innere Achtsamkeit ist ein Weg, um Gefühl und Verstand in ein Gleichgewicht zu bringen und auf diese Weise zu intuitivem Verstehen und Wissen zu gelangen (wise mind).

Praxis

Diskussion in der Gruppe

Arbeitsblatt **Achtsamkeit • 1**

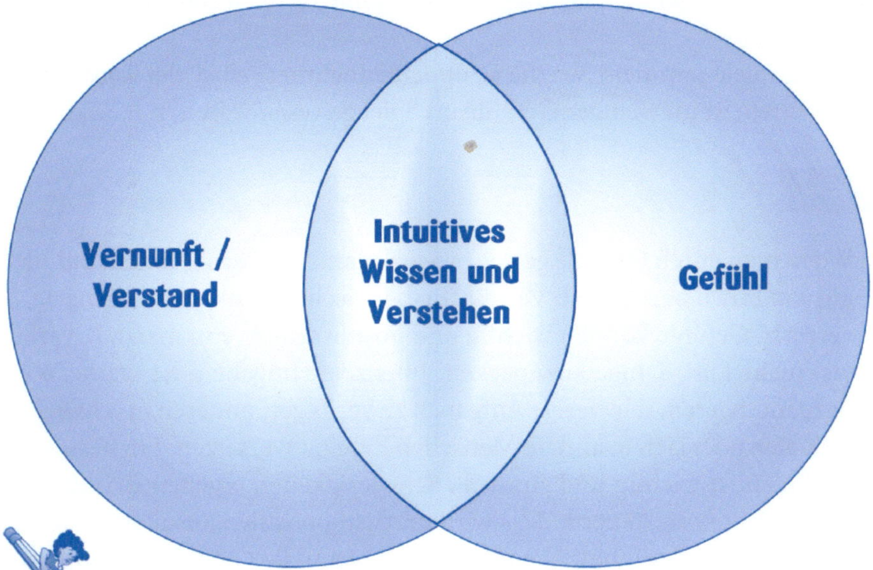

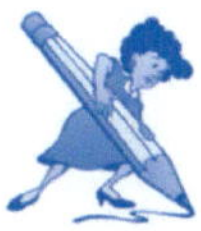

Fortsetzung Arbeitsblatt Achtsamkeit • 1 ▶

Fortsetzung Arbeitsblatt Achtsamkeit • 1

Vernunft

Theorie

Vernunft ist der logisch denkende Teil des Menschen, der Pläne macht und Dinge rational beurteilt, der »kühle Teil« sozusagen. Ohne Intellekt-gesteuertes Denken könnte man viele Dinge nicht tun: Arbeiten schreiben, Häuser bauen, Autofahren. Rationales Denken ist wesentlich leichter, wenn Gefühle nicht so stark sind.

Praxis

- Beispiele sammeln, wo die Gruppenteilnehmer selbst viel weniger Probleme gehabt hätten, wenn weniger Gefühle im Spiel gewesen wären, z. B. Mathehausaufgaben.

Gefühl

Theorie

Wenn man durch Gefühle gesteuert wird, dann wird das Denken und Verhalten vorrangig von Innen beeinflusst. Vernünftiges logisches Denken ist schwierig, Sachen werden verzerrt. Gefühle können wichtig und positiv sein: Wenn man z.B. verliebt ist, hat man viel mehr Lust, Dinge anzupacken. Intensive Hingabe oder starke Wünsche könnten dazu motivieren, schwierige Aufgaben zu verfolgen, anderen in schwierigen Situationen zu helfen oder sich in andere Menschen hineinzuversetzen. Ein bestimmtes Ausmaß an Gefühlen ist wichtig und sinnvoll. Schwierigkeiten ergeben sich dann, wenn Gefühle das Verhalten so steuern, dass wir kurzfristig positive Resultate, jedoch langfristig negative Folgen damit bewirken, oder auch wenn die Gefühle weitere unangenehme Zustände oder Ereignisse nach sich ziehen (z. B. Depressionen).

Unsere Anfälligkeit für Gefühle wird verstärkt durch verschiedene Faktoren, wie Krankheit, zu wenig Schlaf und Müdigkeit, Drogen oder Alkohol, Hunger, Blähungen, voller Magen oder andere Essprobleme, starke äußere Stressfaktoren und Gefahren von außen.

Praxis

- Diskussion: Vor- und Nachteile des Gefühls- bzw. Vernunftanteils.
- Erfahrungen nennen lassen.

Fortsetzung Arbeitsblatt Achtsamkeit • 1 ▶

Arbeitsblatt **Achtsamkeit • 1**

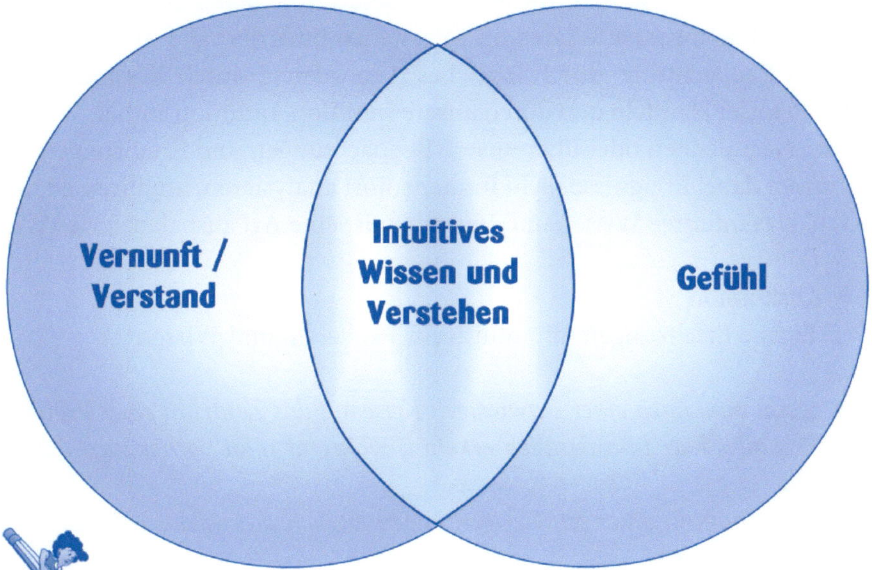

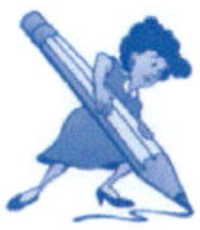

Fortsetzung Arbeitsblatt Achtsamkeit • 1 ►

Fortsetzung Arbeitsblatt Achtsamkeit • 1:

Intuitives Wissen und Verstehen (Wise Mind)

Theorie

Intuitives Wissen und Verstehen bedeutet in der DBT-A die Verbindung von gefühlsgesteuerten und vernunftgesteuerten Prozessen. Man kann gefühlsgesteuerte Prozesse nicht durch Denken überwinden, genauso wenig wie sich mit der Vernunft Gefühle hervorrufen lassen. Man muss immer beide Anteile betrachten und miteinander verbinden. Das intuitive Wissen und Verstehen integriert alle Arten des Wissens: Wissen durch Beobachtung, durch logisches Analysieren, durch Körpergefühle, das Wissen durch unser Handeln und durch unsere Intuition. Intuition enthält Wissen, das über das pure Nachdenken oder über unsere Beobachtungen und Erfahrungen hinausgeht. Wir müssen dabei Ereignisse nicht immer sofort analysieren, um ihre Bedeutung zu verstehen. Das intuitive Wissen und Verstehen ist eine Art ausbalanciertes Wissen.

Praxis

- Diskussion
  Eigene Erfahrungen mit intuitivem Verstehen und Wissen.

Beispiel

- *wenn man nach einer schwierigen Krise auf das Zentrum eines Problems stößt, plötzlich alles klar und deutlich erkennt, während man vorher nur Teilbereiche gesehen hat*
- *wenn man in einer schwierigen Lage plötzlich das »sichere Gefühl« hat, welches der richtige Weg ist.*

Praxis

- Übung
  Eine Minute auf dem Atem achten

Praxis

- Information:
  Unterschied zwischen intuitivem Wissen und Verstehen und Gefühlen:
- Wenn man intensive und starke Gefühle hat, dann sollte man dem Problem Zeit geben, bis man sich wieder beruhigt hat. Wenn man dann immer noch gleich handeln würde, handelt es sich wohl eher um intuitives Wissen und Verstehen.

Theorie

Achtsam sein kann man mit den fünf Sinnen.
Man unterscheidet bei den Fertigkeiten zum Achtsamsein zwischen »Was-« und »Wie-« Fertigkeiten.

Fortsetzung Arbeitsblatt Achtsamkeit • 1 ►

Arbeitsblatt **Achtsamkeit • 1**

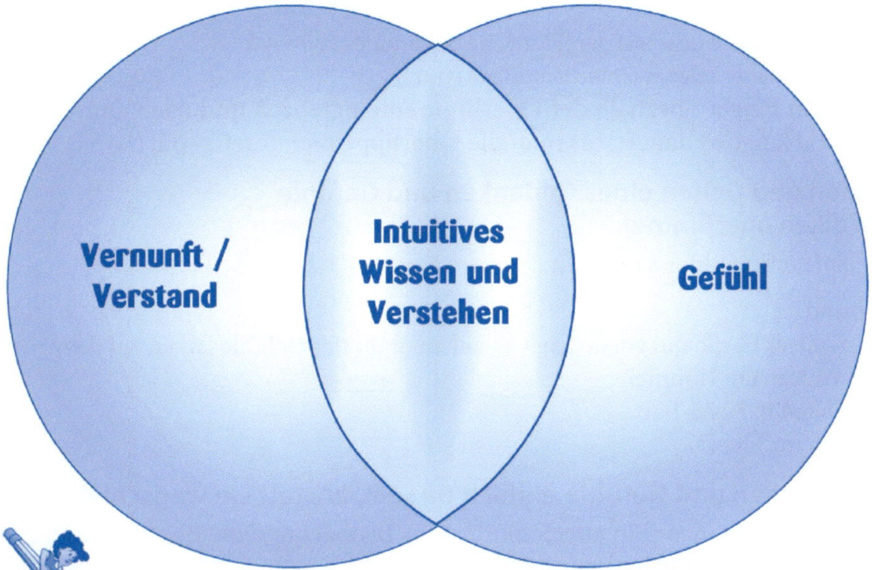

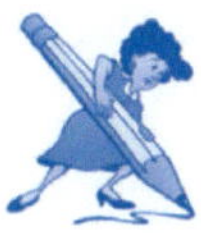

2

2.2 Was-Fertigkeiten

Theorie Fertigkeiten, die notwendig sind, um eigene Bewusstseinsprozesse zu steuern:
- Was-Fertigkeiten beschreiben, was man tun kann, um achtsam zu sein
- Wie-Fertigkeiten beschreiben, worauf man bei den Achtsamkeitsübungen besonderen Wert legen soll.

Nimm wahr

Achte darauf, was Du erlebst:

Praxis
- Übung:
  Gesäß, Rücken, Füße, auf der Sitzfläche des Stuhles spüren
- Hand auf kalter oder warmer Unterlage spüren.
- Mit dem Finger oberhalb der Oberlippe entlangfahren und nach dem Aufhören beobachten, wie lange es dauert, bis man die Oberlippe nicht mehr spürt.

Kommen und Gehen eines Gedanken und Gefühle wie Wolken am Himmel:

Praxis
- Beispiele für Bilder sammeln.

Praxis
- Übung:
  Zustand als Fließband vorstellen: Gedanken und/oder Gefühle laufen auf dem Förderband vorbei
- wie Wolken am Himmel
- Fließband in Sushi-Bar
- Blätter im Fluss

Lass Gedanken und Gefühle einfach da sein, anstatt sie wegschieben:

Theorie Wenn Du merkst, dass Du abgelenkt bist, so beobachte dies. Beobachte Dich selbst, wie Du bemerkst, dass Du abgelenkt warst.

Beschreibe

Gib dem, was Du erlebst Worte:

Theorie Beschreiben bedeutet das, was man wahrnimmt, in Worte zu fassen.

Praxis
- Übung
  Beschreiben eines Gegenstandes: z. B. Apfel, Wasserglas, ..

Praxis
- Unterschied zwischen Beschreiben und Beurteilen benennen.

Theorie Beurteilen bedeutet immer auch eine Bewertung, während Beschreiben sich auf Fakten beschränkt.
Auch Gedanken und Gefühle können wahrgenommen und beschreiben werden. Dies ist die Voraussetzung dafür, dass ein Gedanke / ein Gefühl als solche(s) erkannt und nicht als Tatsache missverstanden wird.

Praxis
- Diskussion

Nimm teil

Theorie Teilnehmend im Augenblick zu leben ist das große Ziel der Achtsamkeit. Diesen Zustand dauerhaft zu halten gelingt nur großen Zenmeistern. Hier geht es darum, dass es sinnvoll ist, im Alltag immer wieder kurze Momente der Achtsamkeit aufzusuchen.

Praxis
- Beispiele nennen lassen, wo Teilnehmen im Alltag leicht fällt.

Arbeitsblatt — Achtsamkeit • 2

„Was" – Fertigkeiten

Nimm wahr

➔ Achte darauf, was Du erlebst

➔ Beobachte das Kommen und Gehen Deiner Gedanken und Gefühle, wie Wolken am Himmel

➔ Laß Gedanken und Gefühle einfach da sein anstatt sie wegzuschieben

Beschreibe

➔ Gib dem, was Du erlebst, Worte

Beispiele: *„Jetzt bin ich traurig."*
„Meine Rückenmuskulatur spannt sich an."

Nimm teil

➔ Werde eins mit dem, was Du erlebst

➔ Lebe, ohne darüber nachzugrübeln

➔ Erinnere Dich hier daran, die „Wie"-Fertigkeiten einzusetzen

Beispiel: *Anstatt Dir Sorgen wegen der Zukunft zu machen oder über die Vergangenheit nachzugrübeln, lebe im Hier und Jetzt!*

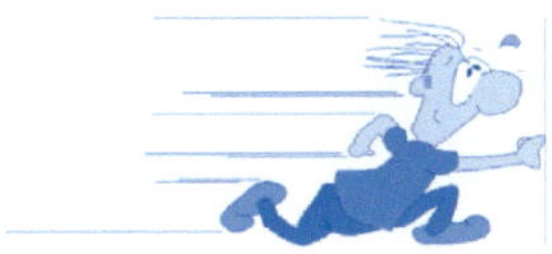

2.3 Wie-Fertigkeiten

Bewerte nicht

Theorie Es gibt einen Unterschied zwischen Bewertung und Beschreibung: Bewertung erzeugt Gefühle, Beschreibung ermöglicht Distanz.

Nimm wahr, aber beurteile nicht:
Erkenne das Schmerzhafte und das Hilfreiche, aber bewerte es nicht.
Lass Deine Bewertungen vorbeiziehen!

Praxis

- Beispiele sammeln für Unterschiede zwischen Bewerten und Wahrnehmen von Konsequenzen:
  - »ich bin Scheiße« gegenüber »heute bin ich mit mir unzufrieden«.
  - »der Lehrer ist ein totaler Idiot« gegenüber »er hat mir eine 6 gegeben«
  - »mein Bruder ist ein Idiot« gegenüber »ich habe mich über sein Verhalten geärgert«.

Theorie Unterschied zwischen Bewertung und Feststellung einer Tatsache: Tatsachen können wie Bewertungen erscheinen, z. B. »ich habe ein breites Becken«. Wenn man jedoch ein breites Becken als negativ beurteilt, kann diese Aussage wie eine Bewertung wirken.

Praxis

- Diskussion von Beispielen

Bleibe konzentriert

Beschäftige Dich immer nur mit einer Sache auf einmal:
Lass Dich nicht ablenken:
Konzentriere Dich:

Theorie Oft denken wir, dass wir mehr schaffen, wenn wir mehrere Dinge gleichzeitig tun, dies ist jedoch oft nicht zutreffend.

Praxis

- Beispiele dafür nennen lassen, wie es ist, wenn man Dinge gleichzeitig tut:
  - im Gruppentraining sitzen und an das Abendessen denken, (man bekommt manche Fertigkeiten nicht mit),
  - Hausaufgaben machen und an das Abendprogramm denken (Hausaufgaben dauern länger),
  - vor dem Fernseher essen (man isst mehr, weil man kein Sättigungsgefühl spürt).

Fortsetzung Arbeitsblatt Achtsamkeit • 3 ▶

Arbeitsblatt Achtsamkeit • 3

„Wie" – Fertigkeiten

Bewerte nicht

- ➔ Nimm wahr, aber beurteile nicht
- ➔ Erkenne das Schmerzhafte und das Hilfreiche, aber bewerte es nicht

  Beispiel: *Ersetze „Du bist ein Idiot!"*
  durch
  „Ich fühle mich .... (z.B. traurig, ärgerlich), wenn Du das machst."
- ➔ Laß Deine Bewertungen vorbeiziehen

Bleibe konzentriert

- ➔ Beschäftige Dich immer nur mit einer Sache auf einmal
- ➔ Laß Dich nicht ablenken
- ➔ Konzentriere Dich

Mache, was funktioniert

- ➔ Konzentriere Dich auf das, was möglich ist und funktioniert
- ➔ Halte Dich an die Spielregeln
- ➔ Setze so viele Fertigkeiten ein, wie Du kannst
- ➔ Mache, was notwendig ist, um Deine Ziele zu erreichen
- ➔ Laß Rache, sinnlosen Ärger und andere Gefühle, die Dir weh tun und nichts nützen, vorbeiziehen

Fortsetzung Arbeitsblatt Achtsamkeit • 3 ▶

Fortsetzung Arbeitsblatt Achtsamkeit • 3:

Mache, was funktioniert

Konzentriere Dich auf das, was möglich ist und funktioniert.

Theorie Hier geht es darum, sich auf das zu konzentrieren, was machbar ist, anstatt Energie dafür zu vergeuden, Ziele anzustreben, die nicht erreichbar sind.

Beispiel
- *Wenn ich in Mathematik auf 5 stehe, wäre es unrealistisch im nächsten Zeugnis eine 1 anzustreben. Man sollte dann versuchen sich zu verbessern.*

Halte Dich an die Spielregeln:

Theorie Um wirkungsvoll handeln zu können, muss man sich an die jeweiligen Regeln halten, um keine Energie zu vergeuden.

Beispiel
- *Konsequent zur Mathestunde 5 Minuten zu spät zu erscheinen, weil man findet, dass man sich vorher eine Pause verdient hat, bringt höchstens Ärger mit dem Lehrer und wird nicht zu einem veränderten Stundenbeginn führen.*

Praxis
- Beispiele sammeln.

Setze so viele Fertigkeiten ein, wie Du kannst:

Theorie Um viele Fertigkeiten im entscheidenden Moment gleichzeitig einsetzen zu können, ist es wichtig, sie ausreichend oft einzeln zu üben.

Mache, was notwendig ist, um Deine Ziele zu erreichen:

Theorie Manchmal muss man auch eigene Grundsätze zugunsten der Ziele opfern

Beispiel
- *In asiatischen Ländern wird häufig mit den Fingern, statt mit Messer und Gabel gegessen. Um sich zu integrieren, kann es daher nötig sein, auf deutsche Tischmanieren zu verzichten*

Praxis
- Auf Hausaufgaben hinweisen:

Hausaufgabe: Arbeitsbuch Seite

12

(»Praktische Übungen: Achtsamkeitstraining«)

Therapeuten-Manual Seite

69

Frei nach Bugs Bunny:
Wer eine schöne Stunde verschenkt,
weil er an Ärger von gestern denkt,
oder an Sorgen von morgen,
der tut mir leid.
Mein Name ist Hase, ich weiß Bescheid!

Fortsetzung Arbeitsblatt Achtsamkeit • 3 ►

Fortsetzung Arbeitsblatt Achtsamkeit • 3:

Arbeitsblatt Achtsamkeit • 3

„Wie" – Fertigkeiten

Bewerte nicht

- Nimm wahr, aber beurteile nicht
- Erkenne das Schmerzhafte und das Hilfreiche, aber bewerte es nicht

  Beispiel: *Ersetze „Du bist ein Idiot!"*
  durch
  „Ich fühle mich .... (z.B. traurig, ärgerlich), wenn Du das machst."

- Laß Deine Bewertungen vorbeiziehen

Bleibe konzentriert

- Beschäftige Dich immer nur mit einer Sache auf einmal
- Laß Dich nicht ablenken
- Konzentriere Dich

Mache, was funktioniert

- Konzentriere Dich auf das, was möglich ist und funktioniert
- Halte Dich an die Spielregeln
- Setze so viele Fertigkeiten ein, wie Du kannst
- Mache, was notwendig ist, um Deine Ziele zu erreichen
- Laß Rache, sinnlosen Ärger und andere Gefühle, die Dir weh tun und nichts nützen, vorbeiziehen

2.4 Achtsamkeitstraining

Praxis

- Jeder Teilnehmer wählt eine Wie- und eine Was-Fertigkeit und benennt konkrete Situationen in denen er diese nächste Woche üben wird (Häufigkeit/Tag aushandeln)

Beispiel

- *Achtsam Zähne putzen, achtsam Kaffee trinken, achtsam atmen*

Theorie

Anfangs eher kurze Achtsamkeitsübungen mehrmals über den Tag verteilt fallen – besonders in Verbindung mit Alltagstätigkeiten – leichter.

Praktische Übungen Achtsamkeit

Achtsamkeitstraining

Bitte kreuze eine „Was"-Fertigkeit und eine „Wie"-Fertigkeit an, die Du diese Woche üben wirst.

„Was"-Fertigkeiten
- ☐ Nimm wahr
- ☐ Beschreibe
- ☐ Nimm teil

„Wie"-Fertigkeiten
- ☐ Bewerte nicht
- ☐ Bleibe konzentriert
- ☐ Mache, was funktioniert

Beschreibe kurz Deine Erfahrungen, die Du mit jeder der Fertigkeiten während der Woche gemacht hast (einschließlich wann und wo Du sie gebraucht hast):

Beschreibe kurz, ob das Benutzen der Fertigkeiten Deine Gedanken, Deine Gefühle oder Deine Handlungen beeinflußt hat oder nicht:

Falls Du diese praktischen Übungen nicht gemacht hast, erkläre bitte warum nicht, was kam dazwischen:

3 Stresstoleranz

3.1 Mit Stress und unangenehmen Gefühlen zurechtkommen: Warum sich damit beschäftigen?

Theorie

In diesem Modul soll es darum gehen, sich Fertigkeiten anzueignen, die helfen sollen, Situationen zu überstehen und zu meistern, die unangenehm sind, für die jedoch zum jetzigen Zeitpunkt keine Veränderung möglich ist. Im Grunde sind es Überlebensstrategien in schwierigen Situationen, die helfen sollen, auf Handlungen zu verzichten, die einem selbst schaden und die die Situation nur noch schlimmer machen würden.

Mit Schmerz umgehen zu können, ist aus 3 Gründen wichtig

Praxis

- Punkt 1, 2 und 3 vorlesen lassen
- Anschließende Diskussion

Theorie

Verdeutlichen, dass es nicht darum geht, sich mit Problemen nicht auseinanderzusetzen, dass es jedoch auch Situationen geben kann, die sich aktuell nicht ändern lassen und dass es wichtig ist, auch zu lernen, sich von solchen schmerzlichen Situationen ablenken zu können.

Praxis

- Eigene Beispiele für unangenehme Situationen, die sich nicht verändern lassen, sammeln.
- Als Einstieg in Fertigkeiten eine Situation herausgreifen, z. B.: Ihr wollt zu einer wichtigen Verabredung, nehmt den Zug und dieser hat Verspätung. Was würdet Ihr machen, um diese Situation auszuhalten, wenn es keine andere Möglichkeit gibt, zu der Verabredung zu kommen.
- Vorschläge auf der Flipchart sammeln.

Theorie

Stresskurve erklären und auf der Flipchart aufzeichnen

Praxis

- Teilnehmer bitten,zu benennen, bei welcher Anspannung was noch wirkt,
- persönliche Stresskurve anlegen lassen zur späteren Ergänzung von wirksamen Skills.

Stresskurve

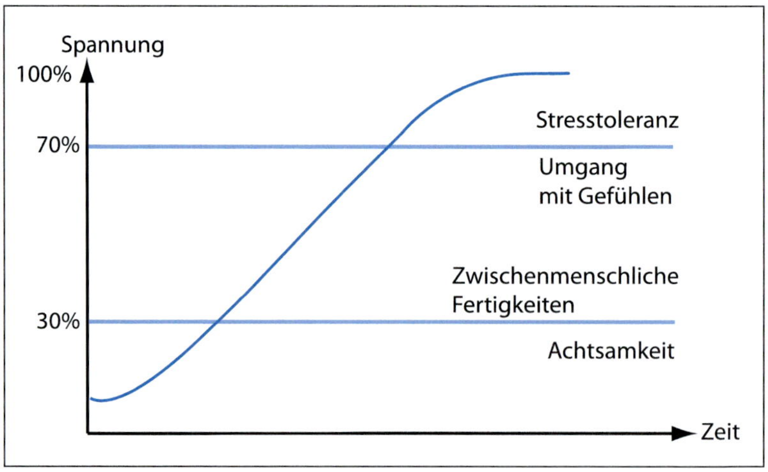

Arbeitsblatt **Stresstoleranz • 1**

Mit Stress und unangenehmen Gefühlen zurechtkommen: warum sich damit beschäftigen?

Mit Stress umgehen zu können ist aus drei Gründen wichtig:

1. Stress ist ein Teil des Lebens
2. Wenn Du mit Stress nicht umgehen kannst, handelst Du möglicherweise impulsiv
3. Wenn Du impulsiv handelst, schädigst Du Dich vielleicht selbst oder bekommst nicht das, was Du möchtest

Bevor Du Fähigkeiten zur Stresstoleranz einsetzt, überlege:

Ist die Situation veränderbar?

Wenn ja ➔ Problemlösung
wenn nein ➔ Setze Stresstoleranzfähigkeiten ein!

3.2 Fertigkeiten zur Stresstoleranz: Übersicht

Theorie

Es geht nicht nur darum, neue Fertigkeiten zu erlernen: Alle wenden Fertigkeiten zur Stresstoleranz im alltäglichen Leben mehr oder weniger bewusst an. Anhand der Sammlung dieser Fertigkeiten auf der Flipchart wird verdeutlicht, dass alle bereits eigene Fertigkeiten zur Stresstoleranz besitzen und benutzen, dass es also oft vor allem darum geht, sich diese nochmals bewusst zu machen und evtl. durch Neue zu erweitern.

Sich Ablenken, Sich Beruhigen, den Augenblick verbessern, Vor- und Nachteile abwägen wirken kurzfristig, Radikales Akzeptieren der Realität langfristig.

Arbeitsblatt Stresstoleranz • 2

Fertigkeiten zur Stresstoleranz: Übersicht

Diese Fertigkeiten kannst Du einsetzen, um stressreiche Ereignisse und schmerzhafte Gefühle auszuhalten, wenn die Situation sich nicht gleich verändern läßt:

Kurzfristig wirksam:

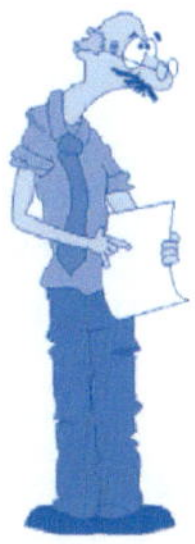

- **Sich Ablenken**
- **Sich Beruhigen**
- **Den Augenblick verbessern**
- **Vor- und Nachteile abwägen**

Langfristig wirksam:

- **Radikales Akzeptieren der Realität**

3.3 Fertigkeiten zur Stresstoleranz: Sich Ablenken

Sich Ablenken durch

Aktivitäten:

Theorie Aktivitäten sollen die Aufmerksamkeit und die Gedanken ganz bewusst auf etwas anderes richten.

Praxis
- Beispiele diskutieren, ggf. auf persönlicher Stresskurve eintragen lassen

Unterstützen:

Theorie Wenn man jemand anderen unterstützt, ist man von sich selbst abgelenkt. Die Freude des anderen kann dazu führen, dass man sich selbst besser fühlt.

Praxis
- Beispiele diskutieren, ggf. auf persönlicher Stresskurve eintragen lassen

Gefühle:

Theorie Bei dieser Strategie versucht man ganz bewusst ein negatives Gefühl durch ein anderes, positiveres zu ersetzen.

Verdeutlichen, dass man gut auswählen muss, welche Musik oder Filme man benutzt, da es sonst auch dazu führen kann, dass die negativen Gefühle noch verstärkt werden.

Praxis
- Beispiele diskutieren, ggf. auf persönlicher Stresskurve eintragen lassen

Gedanken:

Theorie Sich mit anderen Gedanken abzulenken, beschäftigt intensiv das Kurzzeitgedächtnis. Dadurch, dass man sich auf andere Dinge stark konzentriert, werden negative Gefühle abgeschwächt.

Praxis
- Beispiele diskutieren, ggf. auf persönlicher Stresskurve eintragen lassen

Ungewohntes:

Theorie Durch das Konzentrieren auf knifflige, konkrete Aufgaben, am besten in Verbindung mit Bewegung, wird der Stresspegel gesenkt.

Praxis
- Bei der rechten Hand die Daumenspitze erst von Zeigefinger, dann von Mittelfinger, dann von Ringfinger, dann vom kleinen Finger kurz antippen lassen und dann das Ganze rückwärts ausführen
- Bei der linken Hand gleichzeitig mit dem kleinen Finger anfangen und den Ablauf gegenläufig durchführen

Körperempfindungen:

Theorie Das Ansprechen von Sinnesaktivitäten führt zu einem Ablenken von negativen Gefühlen und Gedanken. Im Gegensatz zu »Fühlen« (nächste Seite) muss dieser Skill nicht unbedingt angenehm sein.

Praxis
- Beispiele diskutieren, ggf. auf persönlicher Stresskurve eintragen lassen

Praxis
- Als praktische Übung zum Schluss jedem Teilnehmer eine Multivitaminbrausetablette aushändigen. Dazu auffordern, sie sich im Mund ohne zu schlucken auflösen zu lassen (induziert Stress!) und zur Stresstoleranz 3 Strategien auszuprobieren. Anschließend Diskussion über Wirksamkeit.

Hausaufgabe: Arbeitsbuch Seite **20** (»Praktische Übungen: Übungen zur Stresstoleranz 1«)

Therapeuten-Manual Seite **89**

Arbeitsblatt Stresstoleranz • 3

Fertigkeiten zur Stresstoleranz: Sich Ablenken

Sich Ablenken durch:

Aktivitäten	Rufe jemanden an, mache einen Besuch, gehe ins Kino, mache Sport, Computerspiele, schaue Fern, schreibe.
Unterstützen	Schenke jemandem etwas, tue etwas Schönes für einen anderen Menschen.
Gefühle	Mache etwas, was andere Gefühle erzeugt: höre Musik, lies Comics, schaue eine lustige Fernsehsendung an.
Gedanken	Lese etwas, mache Wortspiele oder Rätsel, zähle leise etwas rückwärts, konzentriere Dich auf die Farben in einem Bild oder Poster.
Ungewohntes	Tue etwas Ungewohntes, worauf Du dich konzentrieren musst: schreibe mit der linken Hand, jongliere, mache Geschicklichkeitsspiele etc.
Körperempfindungen	Nimm Eis in die Hand, schmecke etwas scharfes, mache Wechselduschen, lege Kieselsteine in die Schuhe, drücke einen harten Igelball, lutsche eine Brausetablette, trage ein Gummiband am Handgelenk, ziehe daran und lass los.

3.4 Fertigkeiten zur Stresstoleranz: Sich Beruhigen

Sich beruhigen mit den 5 Sinnen

Theorie

Eine weitere Möglichkeit Stress- oder Anspannungssituationen besser zu bewältigen, ist, sich mit den 5 Sinnen zu beruhigen.

Praxis

- Nach Möglichkeit kleinen »Sinnesparcours« mit 5 Stationen im Zimmer aufzubauen.
- Sehen: z. B. Bild eines Sonnenuntergangs
- Hören: z. B. CD laufen lassen mit Vogelgezwitscher
- Riechen: z. B. Duftkerze anzünden
- Schmecken: z. B. Bonbons, Gummibärchen anbieten
- Fühlen: z. B. weichen Teddy mitbringen.
- Beispiele diskutieren, ggf. auf persönlicher Stresskurve eintragen lassen

Hausaufgabe: Arbeitsbuch Seite

21

(»Praktische Übungen:
Übungen zur Stresstoleranz 2«)

Therapeuten-Manual Seite

91

Arbeitsblatt Stresstoleranz • 4

Fertigkeiten zur Stresstoleranz: Sich Beruhigen

Sich Beruhigen mit den fünf Sinnen:

Sehen	Betrachte einen Sonnenuntergang, schaue Dir ein Bild oder Poster an, das Du magst, sorge dafür, dass eine Ecke im Raum schön aussieht, betrachte die Natur um Dich herum, gehe an einem schönen Ort spazieren.
Hören	Höre Dir schöne oder beruhigende Musik an, singe Dein Lieblingslied, achte auf Naturgeräusche (Vögel, Regen).
Riechen	Benutze Deine Lieblingscreme oder Dein Lieblingsparfum, probiere sie im Geschäft aus, zünde eine Duftkerze an, backe einen Kuchen.
Schmecken	Iß etwas Leckeres, mache Dir Dein Lieblingsgetränk (wie Tee oder Kakao). Schmecke wirklich, was Du isst, iss eine Sache achtsam.
Fühlen	Streichle Deinen Hund oder Deine Katze, lass Dich massieren, nimm ein beruhigendes Bad, bürste Deine Haare gründlich, umarme jemanden.

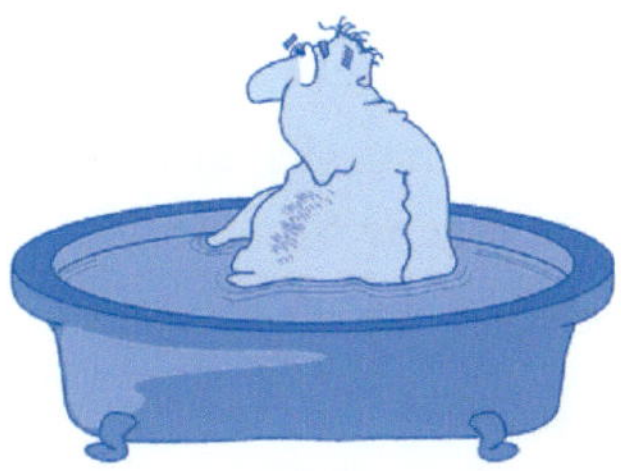

3.5 Fertigkeiten zur Stresstoleranz: Den Augenblick verbessern

Den Augenblick verbessern durch

Theorie

Den Augenblick verbessern heißt hier, unangenehme Situationen durch kurze positive Momente zu verbessern.

Phantasie:

Praxis

- Beispiele sammeln und ggf. auf persönlicher Stresskurve eintragen lassen
- Z.B. Letzter schöner Urlaub, tolle Party, Liebeserklärung, schöner Spaziergang, Sonnenschein.

Entspannung:

Theorie

Stress verursacht körperliche Symptome.
Erläutern, dass man durch Entspannung die körperlichen Reaktionen auf Stress gezielt verändern kann. Körper und Psyche stehen in enger Beziehung zueinander.

Praxis

- Übung zum leichten Lächeln durchführen.
- Anleitung: Augen schließen, an eine Situation denken, die einem in der letzten Zeit geärgert oder aufgeregt hat. Nach einiger Zeit darum bitten, jetzt das Gesicht zu entspannen und die Mundwickeln zu einem leichten Lächeln nach oben zu ziehen. Dabei beobachten, wie sich die Gefühle verändern. Verdeutlichen, dass leichtes Lächeln nicht für die anderen sichtbar sein muss.
- Anschließende Diskussion.

Wegschieben:

Theorie

Mit dieser Strategie soll für eine gewisse Zeit eine gewisse gedankliche Distanz zur unangenehmen Situation gewonnen werden. Es geht nicht darum, sich mit dem Problem nie, sondern nur zu einem günstigeren Zeitpunkt auseinanderzusetzen.

Praxis

- Beispiele diskutieren, ggf. auf persönlicher Stresskurve eintragen lassen

Vergleichen:

Theorie

Wenn man sich mit anderen Menschen in schwierigen Situationen vergleicht, sieht man die eigene Situation in einem anderen Licht und die eigenen Probleme relativieren sich.

> **! Cave!**
> **Dieser Skill ist nicht für jeden geeignet, da sich manche Menschen Vorwürfe machen, wenn andere, die in schlimmeren Situationen stehen, offensichtlich besser mit dem Leben zurecht kommen als sie selbst**

Praxis

- Beispiele diskutieren, ggf. auf persönlicher Stresskurve eintragen lassen

Arbeitsblatt Stresstoleranz • 5

Fertigkeiten zur Stresstoleranz: Den Augenblick verbessern

Den Augenblick verbessern durch:

Phantasie	Stelle Dir etwas angenehmes vor, erinnere Dich an schöne Erlebnisse.
Entspannung	Atme tief durch, mache Entspannungsübungen, höre entspannende Musik, nimm ein heißes Bad, verändere Deinen Gesichtausdruck.
Wegschieben	Schiebe die schmerzhafte Situation vorübergehend aus Deinem Bewusstsein, stelle Dir z.B. eine Mauer zwischen Dir und der Situation vor.
Vergleichen	Vergleiche Dich mit anderen, denen es schlechter geht.
Sinn geben	Richte Deine Aufmerksamkeit in einer schmerzhaften Situation auf alle positiven Aspekte, die Du finden kannst.
Urlaub	Gönne Dir einen kurzen Urlaub, ziehe Dich gemütlich zurück, mach eine Pause, wenn Du gearbeitet hast, verbringe einen Nachmittag auf einer Decke im Freien.
Ermutigung	Mache Dir selbst Mut, wiederhole „ich kann es aushalten", „es wird vorübergehen", „ich werde es schaffen" .
Innerer sicherer Ort	Begib Dich an Deinen inneren sicheren Ort.

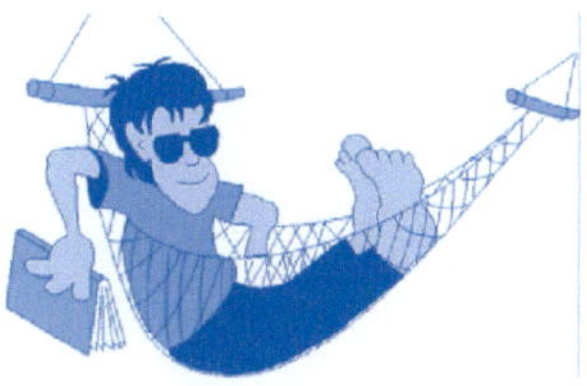

Sinn geben:

Theorie

Viele Menschen kommen besser durch eine Krise, wenn sie einen Sinn oder eine Bedeutung darin entdecken.

Praxis

- Beispiele sammeln und ggf. auf persönlicher Stresskurve eintragen lassen.
- z.B.: Prüfung durchhalten für Schulabschluss. Zahnarzt bohrt, danach sind Schmerzen gelindert.

Urlaub:

Theorie

Schwierige Situationen sind besser zu bewältigen, wenn man sich bewusst kurze Auszeiten gönnt.

Praxis

- Beispiele sammeln und ggf. auf persönlicher Stresskurve eintragen lassen.

Ermutigung:

Theorie

In unangenehmen Situationen kann es hilfreich sein, sich selbst Mut zuzusprechen, wenn es kein anderer tut.

Praxis

- Nach Erfahrungen fragen, Beispiele sammeln und ggf. auf persönlicher Stresskurve eintragen lassen.

Innerer sicherer Ort:

Theorie

Suggestionsübung: Man schließt die Augen und stellt sich vor, sich an einen inneren sicheren Ort zu begeben, den sonst niemand kennt. In Krisensituationen kann man sich so gegen äußere Reize abschotten

Cave!

Dieser Skill ist nicht so einfach zu erlernen und sollte daher in der Einzeltherapie mit dem Therapeuten vertieft werden. Nicht für jeden geeignet, da Dissoziationsgefahr besteht.

Hausaufgabe: Arbeitsbuch Seite

22

Therapeuten-Manual Seite

93

(»Praktische Übungen: Übungen zur Stresstoleranz 3«)

Arbeitsblatt Stresstoleranz • 5

Fertigkeiten zur Stresstoleranz: Den Augenblick verbessern

Den Augenblick verbessern durch:

Phantasie	Stelle Dir etwas angenehmes vor, erinnere Dich an schöne Erlebnisse.
Entspannung	Atme tief durch, mache Entspannungsübungen, höre entspannende Musik, nimm ein heißes Bad, verändere Deinen Gesichtausdruck.
Wegschieben	Schiebe die schmerzhafte Situation vorübergehend aus Deinem Bewusstsein, stelle Dir z.B. eine Mauer zwischen Dir und der Situation vor.
Vergleichen	Vergleiche Dich mit anderen, denen es schlechter geht.
Sinn geben	Richte Deine Aufmerksamkeit in einer schmerzhaften Situation auf alle positiven Aspekte, die Du finden kannst.
Urlaub	Gönne Dir einen kurzen Urlaub, ziehe Dich gemütlich zurück, mach eine Pause, wenn Du gearbeitet hast, verbringe einen Nachmittag auf einer Decke im Freien.
Ermutigung	Mache Dir selbst Mut, wiederhole „ich kann es aushalten", „es wird vorübergehen", „ich werde es schaffen" .
Innerer sicherer Ort	Begib Dich an Deinen inneren sicheren Ort.

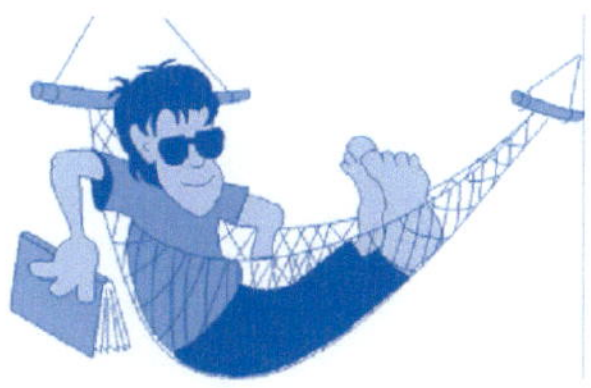

3.6 Fertigkeiten zur Stresstoleranz: Vor- und Nachteile abwägen

Theorie

In belastenden Situationen besteht oft die Gefahr, auf destruktive und impulsive Verhaltensweisen zurückzugreifen. Um dieses zu verhindern kann es sinnvoll sein, in der belastenden Situation die kurz- und langfristigen Vor- und Nachteile des impulsiven Verhaltens gegeneinander abzuwägen.

Ziel der Aufgabe ist es, dass die Patientinnen erkennen, dass das impulsive Verhalten kurzfristig mehr Vor- als Nachteile hat, daher kurzfristig wirksam und schwer zu löschen ist, dass langfristig jedoch die Nachteile überwiegen.

Praxis

- Arbeitsblatt bearbeiten und in der Gruppe die Vor- und Nachteile sammeln.
- ggf. auf persönlicher Stresskurve eintragen lassen

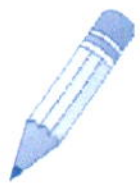

Hausaufgabe: Arbeitsbuch Seite

23

Therapeuten-Manual Seite

95

(»Praktische Übungen: Übungen zur Stresstoleranz 4«)

Arbeitsblatt Stresstoleranz • 6

Fertigkeiten zur Stresstoleranz: Vor- und Nachteile abwägen

Mache ein Liste dessen, was dafür und was dagegen spricht, Stress auszuhalten bzw. was dafür und was dagegen spricht, Stress nicht auszuhalten und z.B. impulsiv zu handeln

	Impulsiv handeln	Stress aushalten
Vorteile	kurzfristig:	kurzfristig:
	langfristig:	langfristig:
Nachteile	kurzfristig:	kurzfristig:
	langfristig:	langfristig:

3.7 Radikales Akzeptieren der Realität

Theorie

Radikales Akzeptieren der Realität bedeutet vom Kampf mit der Realität abzulassen. Es soll verdeutlicht werden, dass es einen Unterschied zwischen Leiden und Schmerz gibt. Es geht hierbei nicht um gezielte Fertigkeiten, die man tun kann, sondern mehr um die Haltung, mit der man schmerzhaften Situationen gegenüber steht.

Beispiel

- *Wenn ich von einer Brücke von einem Passanten ins Wasser geschubst werde, bringt es mir nichts, mich im Wasser immer weiter darüber aufzuregen. Erst wenn ich die Situation akzeptiere, dass ich nun im Wasser bin, kann ich beginnen zu schwimmen und mich ans Ufer retten.*

Praxis

- Weitere Beispiele sammeln.

Drei Mythen über Akzeptieren

Theorie

Ein Mythos kann entweder wahr oder falsch sein. Die genannten Mythen entsprechen nicht der Wahrheit.

Praxis

- Diskussion

Merke

Praxis

- Diskutieren, dass es nicht darum geht, allem zuzustimmen, sondern zu akzeptieren, dass es schmerzhafte Situationen gibt, die sich nicht ändern lassen.

Anleitung zu Skills-Ketten

Theorie

Erläutern, dass es oft nicht ausreichend ist, in einer Situation nur eine bestimmte Fähigkeit zur Stresstoleranz einzusetzen, um impulsives Verhalten zu vermeiden. Meistens wird man Ketten von verschiedenen Skills hintereinander anwenden müssen. Es ist wichtig, für sich selbst auszuprobieren, welche Skills wann helfen.

Praxis

- Spannungskurven erläutern.
  Es sollten 3 – 4 Skills hintereinander angewendet werden, die eine klar festgelegte Reihenfolge haben. Es wäre gut, wenn die Kette automatisiert ablaufen könnte.
- Vorschlag:
  Skills auf Karteikärtchen zu schreiben, diese dabei zu haben und zu notieren, bei welchem Spannungsmaß man sie angewendet hat und ob und wie sie gewirkt haben.
- Notfallkoffer erstellen:
- Wenn man herausgefunden hat, welche Fertigkeiten zur Stresstoleranz bei einem persönlich gut helfen, kann man sich selbst einen Notfallkoffer zusammenstellen, den man immer dabei haben kann. Der Notfallkoffer kann von der Hosentasche bis zum Rucksack alles sein.
- Gemeinsam Vorschläge für den Inhalt eines Notfallkoffers sammeln.
  z. B. Kaugummis, Foto der Katze, Handy, MP3-Player…
- Notfallkoffer herumreichen

Arbeitsblatt Stresstoleranz • 7

Radikales Akzeptieren der Realität

Es gibt schmerzhafte Situationen, die sich auch langfristig nicht verändern lassen. Dagegen anzukämpfen führt zu Leiden.

Akzeptieren = Entscheidung, den Augenblick so zu ertragen, wie er ist!

Drei Mythen über Akzeptieren:

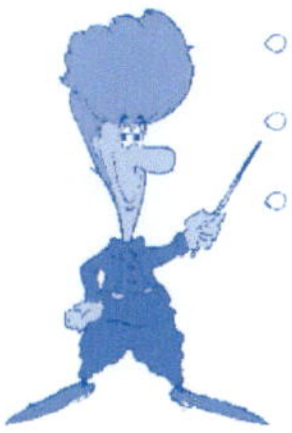

1. Wenn Du Dich weigerst etwas zu akzeptieren, wird es sich wie durch ein Wunder verändern
2. Wenn Du Deine schmerzliche Situation akzeptierst, wirst Du zum Softie und gibst einfach auf
3. Wenn Du Deine schmerzliche Situation akzeptierst, akzeptierst Du ein Leben voller Schmerz

Merke:

- „Akzeptieren" heisst nicht „Gutheissen"
- Höre auf, Veränderung zu erzwingen, wo sie nicht möglich ist
- Akzeptieren ist häufig der erste Schritt in Richtung Veränderung

Übungen:

- Achtsamkeit
- Leichtes Lächeln

3.8 Übungen zur Stresstoleranz

3.8.1 Übungen zur Stresstoleranz 1

Praxis

- Die Teilnehmer sollen sich eine Fertigkeit aussuchen, die sie bereits anwenden und eine, die für sie neu ist.

Praktische Übungen Stresstoleranz • 1

Übungen zur Stresstoleranz • 1

Bitte kreuze zwei „Sich-Ablenken"-Fertigkeiten an, die Du diese Woche üben wirst, wenn Du Dich aufgewühlt fühlst:

Sich Ablenken durch

- ❑ Aktivitäten
- ❑ Unterstützen
- ❑ Gefühle
- ❑ Gedanken
- ❑ Ungewohntes
- ❑ Körperempfindungen

Beschreibe kurz die belastende Situation, in der Du warst, als Du Dich entschieden hast, die Fertigkeit einzusetzen:

Hat das Einsetzen der Fertigkeit Dir geholfen, a) mit unangenehmen Bedürfnissen und Gefühlen umzugehen und/oder b) irgendeinen Konflikt zu vermeiden?

Bitte kreuze an: ❑ Ja ❑ Nein

Falls JA, beschreibe bitte, wie es gewirkt hat:

Falls NEIN, beschreibe bitte, warum es Deiner Meinung nach nicht gewirkt hat:

3.8.2 Übungen zur Stresstoleranz 2

Praxis

- Die Teilnehmer sollen sich eine Fertigkeit aussuchen, die sie bereits anwenden und eine, die für sie neu ist.

Praktische Übungen Stresstoleranz • 2

Übungen zur Stresstoleranz • 2

Bitte kreuze zwei „Sich-Beruhigen"-Fertigkeiten an, die Du diese Woche üben wirst, wenn Du Dich aufgewühlt fühlst.

Sich Beruhigen mit den fünf Sinnen:

- ☐ Sehen
- ☐ Hören
- ☐ Riechen
- ☐ Schmecken
- ☐ Fühlen

Beschreibe kurz die belastende Situation, in der Du warst, als Du Dich entschieden hast, die Fertigkeit einzusetzen:

Hat das Einsetzen der Fertigkeit Dir geholfen, a) mit unangenehmen Bedürfnissen und Gefühlen umzugehen und/oder b) irgendeinen Konflikt zu vermeiden?

Bitte kreuze an: ☐ Ja ☐ Nein

Falls JA, beschreibe bitte, wie es gewirkt hat:

Falls NEIN, beschreibe bitte, warum es Deiner Meinung nach nicht gewirkt hat:

3.8.3 Übungen zur Stresstoleranz 3

Praxis

- Die Teilnehmer sollen sich eine Fertigkeit aussuchen, die sie bereits anwenden und eine, die für sie neu ist.

Praktische Übungen Stresstoleranz • 3

Übungen zur Stresstoleranz • 3

Bitte kreuze zwei „Den-Augenblick-verbessern"-Fertigkeiten an, die Du diese Woche üben wirst, wenn Du Dich aufgewühlt fühlst.

Den Augenblick verbessern durch:

- ❑ Phantasie
- ❑ Entspannung
- ❑ Wegschieben
- ❑ Vergleichen
- ❑ Sinn geben
- ❑ Urlaub
- ❑ Ermutigung
- ❑ Innerer sicherer Ort

Beschreibe kurz die belastende Situation, in der Du warst, als Du Dich entschieden hast, die Fertigkeit einzusetzen:

Hat das Einsetzen der Fertigkeit Dir geholfen, a) mit unangenehmen Bedürfnissen und Gefühlen umzugehen und/oder b) irgendeinen Konflikt zu vermeiden?

Bitte kreuze an: ❑ Ja ❑ Nein

Falls JA, beschreibe bitte, wie es gewirkt hat:

Falls NEIN, beschreibe bitte, warum es Deiner Meinung nach nicht gewirkt hat:

3.8.4 Übungen zur Stresstoleranz 4

Theorie

Ziel der Aufgabe ist es, dass die Patientinnen erkennen, dass das impulsive Verhalten kurzfristig mehr Vor- als Nachteile hat, daher kurzfristig wirksam und schwer zu löschen ist, dass langfristig jedoch die Nachteile überwiegen.

Praktische Übungen Stresstoleranz • 4

Übungen zur Stresstoleranz • 4

Wähle eine Situation aus, in der Du es schwierig findest, Stress auszuhalten.

Situation, mit der Du konfrontiert warst:

Impulsives Verhalten, das Du geplant / getan hast:

	Impulsiv handeln	Stress aushalten
Vorteile	kurzfristig:	kurzfristig:
	langfristig:	langfristig:
Nachteile	kurzfristig:	kurzfristig:
	langfristig:	langfristig:

4 Umgang mit Gefühlen

4.1 Warum sind Gefühle wichtig?

Theorie

Gefühle sichern unser Überleben, indem sie uns in gefährlichen Situationen warnen.

Außerdem spielen sie im Kontakt mit Anderen eine große Rolle. Manchmal jedoch können Gefühle die unangemessen oder sehr stark sind, uns in unserer Handlungsfähigkeit beeinträchtigen. Deswegen ist es sinnvoll, mit Gefühlen adäquat umgehen zu können

Gefühle teilen uns mit, dass etwas passiert

Theorie

Wir verwenden unsere emotionalen Reaktionen auf andere Personen oder Situationen als Information über bestimmte Situationen. Gefühle können uns gewissen Begebenheiten anzeigen, oder als Alarmsignal dienen.

Beispiel

- *Ein mir unbekannter Hund kommt ohne Leine auf mich zugerannt*

Praxis

- Weitere Beispiele sammeln

Gefühle teilen anderen etwas mit und beeinflussen sie

Theorie

Gefühle sind stark mit dem Gesichtsausdruck und der Körperhaltung verbunden. Hier werden z. T. Botschaften rascher als durch das gesprochene Wort vermittelt. Gefühle können also verbal und nonverbal ausgedrückt werden. Manche Gefühle wirken automatisch, Säuglinge reagieren automatisch auf das Lächeln anderer. Wenn der körperliche Ausdruck eines Gefühls dem widerspricht was die Person sagt, vertrauen die meisten Menschen dem nonverbalen Signal.

Beispiel

- *Wenn wir betroffen schauen, überlegen die anderen vielleicht, was sie falsches gesagt haben*

Praxis

- Jeder soll nonverbal ein Gefühl ausdrücken, die Gruppe rät, was es ist.

Gefühle veranlassen uns, aktiv zu handeln

Theorie

Jedes Gefühl ist mit einem bestimmten Handlungsimpuls verbunden, der angeboren ist. Dies ermöglicht uns in Situationen rascher handeln zu können ohne vorher nachzudenken. Dies ist hilfreich für das soziale Miteinander und kann in gefährlichen Situationen unser Leben retten.

Beispiel

- *Zurückspringen, wenn einen die Autohupe erschreckt, Fürsorge für einen trauernden Menschen, die weinende Freundin trösten.*

Praxis

- Weitere Beispiele nennen lassen.

Arbeitsblatt Umgang mit Gefühlen • 1

Warum sind Gefühle wichtig?

Gefühle teilen uns mit, dass etwas passiert

Beispiel: ______________________________

Gefühle teilen anderen etwas mit und beeinflussen sie

Beispiel: ______________________________

Gefühle veranlassen uns, aktiv zu handeln

Beispiel: ______________________________

Welche Gefühle gibt es?

Beispiele: *Liebe, Freude, Scham, Schuld, Angst, Trauer, Ärger, Neid, Ekel, ...*

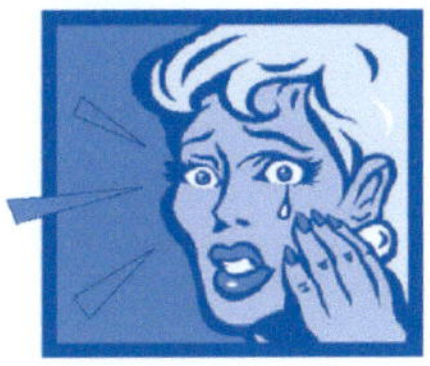

4.2 Zusammenhang von Gefühl, Körperreaktion und Handlungsimpuls

Welche Gefühle gibt es

Theorie

Man unterscheidet zwischen verschiedenen Emotionen wie Liebe, Freude, Scham, Schuld, Angst, Trauer, Ärger, Leid und Ekel, hinzu kommen Mischgefühle wie Eifersucht, Hass, usw..

Um mit seinen Gefühle adäquat umgehen zu können, ist es sinnvoll, diese zu erkennen sowie die dazu gehörige Körperempfindung und den Handlungsimpuls zu verstehen.

Praxis

- Auf der Flipchart eine Tabelle anlegen mit den Spalten:
  Gefühl, Körperempfindung/Körperreaktion, Handlungsimpuls.
- Die Gruppe fragen, welche Gefühle es gibt, diese in die Tabelle eintragen und jeweils im Hinblick auf Körperempfindung und Handlungsimpuls besprechen.
- z. B.:

Gefühl	Körperempfindung/Körperreaktion	Handlungsimpuls
Angst	Weglaufen	Herzklopfen
Scham	Rot werden, Herzklopfen	Sich ins Mauseloch verkriechen
Trauer	Weinen	Sich zurückziehen
Freude	Herzklopfen	Den anderen umarmen
Ärger	Rot werden, Herzklopfen	Den anderen angreifen
…	……	

Arbeitsblatt Umgang mit Gefühlen • 2

Zusammenhang von Gefühl, Körperreaktion und Handlungsimpuls

Gefühl	Körperreaktion	Handlungsimpuls
Liebe		
Freude		
Angst		
Ärger / Wut		
Trauer		

4.3 Umgang mit Gefühlen

Theorie

Jugendliche, die sich selbst verletzen, haben ein sehr intensives und labiles Gefühlsleben. Sie sind oft ärgerlich, frustriert, depressiv oder haben Angst. Suicidales Verhalten und andere dysfunktionale Verhaltensweisen sind häufig Lösungen auf der Verhaltensebene für Gefühle, die man schwer aushalten kann.

Arbeitsblatt Umgang mit Gefühlen • 3

Umgang mit Gefühlen

Deine Gefühle unter Kontrolle behalten zu können, ist aus zwei Gründen wichtig:

- **Intensive Gefühle können zu unkontrollierten Handlungen führen**
- **Unkontrollierte Handlungen können ein kurzfristig erfolgreicher Lösungsversuch sein, langfristig zu Schwierigkeiten führen.**

Hilfreiche Strategien sind:

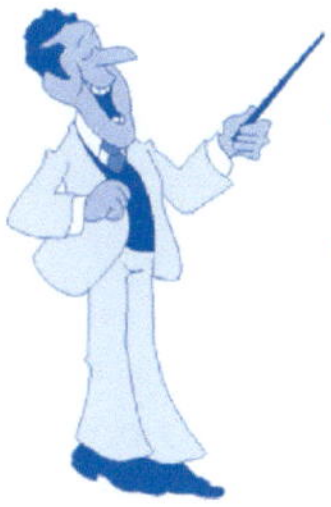

- **Eigene Gefühle besser kennen lernen**
- **Anfälligkeit für heftige Gefühle verringern**
- **Gefühle verändern**

4.4 Zusammenspiel von Gefühlen, Gedanken und Verhalten

Theorie

Gefühle können sowohl von einem Ereignis aus der Umgebung als auch durch eigene Gedanken, Verhalten oder Körperreaktionen ausgelöst werden. Manche Gefühle lösen neue Gefühle aus, manche Ereignisse lösen auch automatisch Gefühle aus, damit wir rasch reagieren können, z. B. Angst, wenn wir auf der Straße stehen und ein Auto kommt. Zusätzlich zu diesen automatisch ausgelösten Gefühlen werden unsere Emotionen durch unsere Interpretation, d. h. durch das was wir denken oder wie wir das Ereignis beurteilen, beeinflusst und hervorgerufen. Gefühle bestehen aus verschiedenen Komponenten, die zeitgleich ablaufen. Dazu gehören körperliche Veränderung wie Anspannung, Veränderung der Durchblutung oder des Herzschlages. Diese Körperreaktionen können wir wahrnehmen und daraus Schlüsse auf das jeweilige Gefühl ziehen. Diese Körperreaktionen können wiederum ein Gefühl verstärken. Um Gefühle regulieren zu können, muss man daher seinen Körper gut kennen und spüren. Das komplizierte Zusammenspiel zwischen Ereignis, Körperreaktion, Interpretation und Gefühl führt schließlich zum Handlungsimpuls.

Praxis

- Das Zusammenspiel von Gefühlen, Gedanken und Verhalten soll am Schaubild erklärt werden.

Beispiel

- *Susi bekommt von ihrem Schwarm Emil eine Rose geschenkt.*
  Susis Körperreaktion: Schmetterlinge im Bauch, Verwirrung im Kopf,
  Susis Gedanken über das Ereignis: Emil liebt mich,
  dadurch Verstärkung von Susis Körperreaktionen,
  Gefühl das bei Susi ausgelöst wird: Liebe,
  Susis Handlungsimpuls: einen Liebensbrief schreiben.

Praxis

- Schaubild nochmals erläutern lassen, wenn die Rose von Franz geschenkt wurde, den Susi nicht mag.

Hausaufgabe: Arbeitsbuch Seite

32

Therapeuten-Manual Seite

117
(»Praktische Übungen: Wahrnehmen und Beschreiben von Gefühlen«)

Arbeitsblatt Umgang mit Gefühlen • 4

Zusammenspiel von Gefühlen, Gedanken und Verhalten

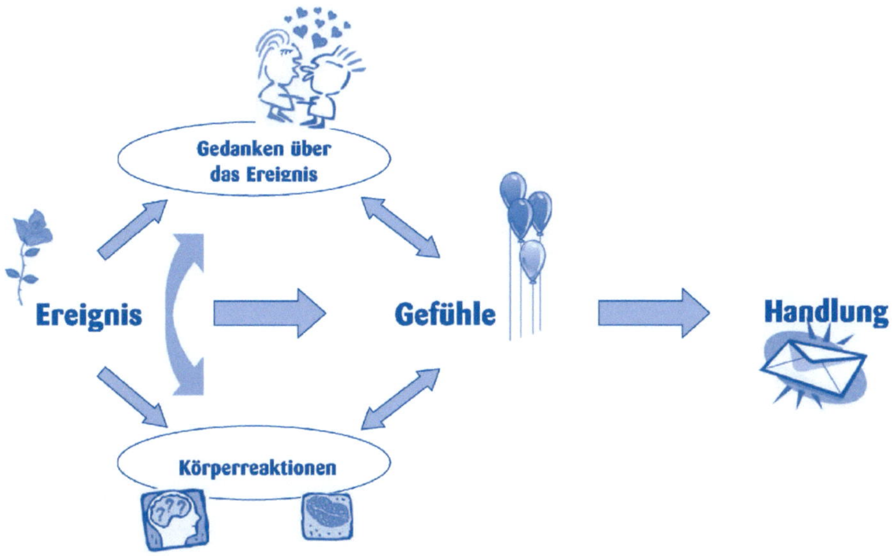

4.5 Wie kannst Du Deine Anfälligkeit für heftige Gefühle verringern?

Theorie

Die Anfälligkeit für heftige Gefühle kann langfristig durch verschiedene Verhaltensweisen verringert werden. Bis auf Selbstdisziplin nehmen diese Verhaltensweisen alle Einfluss auf unser körperliches Wohlbefinden, das im engen Zusammenhang mit einer ausgeglichenen Gefühlslage steht. Diese besprochenen Verhaltenweisen sind nicht kurzfristig wirksam, sondern sie bewirken erst langfristig, wenn sie regelmäßig durchgeführt werden, eine Veränderung.

Behandle körperliche Krankheiten

Theorie

Unser körperliches Wohlbefinden steht im engen Zusammenhang mit einer ausgeglichenen Gefühlslage, daher sollten körperliche Krankheiten konsequent behandelt werden.

Praxis

- Beispiele nennen lassen, z. B. gereizt sein bei Kopfschmerzen.

Ernähre Dich ausgewogen

Theorie

Eine regelmäßige Ernährung mit ausgewogener Nahrungszusammensetzung und adäquater Nahrungsmenge ist ausschlaggebend für unser körperliches Wohlbefinden und damit auch für unsere Gefühlslage. Von einigen wird berichtet, dass bestimmte Nahrungsmittel sich auf ihre Stimmung auswirken, diese sowohl positiv wie auch negativ beeinflussen können, z. B. Schokolade. Wichtig ist es Nahrungsmittel zu vermeiden, von denen man aus eigener Erfahrung weiß, dass sie einen anfälliger für Stimmungsschwankungen machen, z. B. Nervosität nach schwarzem Tee oder Kaffee, schlechtes Gewissen nach zuviel Süßigkeiten, Müdigkeit nach schwerem Mittagessen, usw.

Praxis

- Was heißt ausgewogene Ernährung? Ernährungspyramide mit Flipchart besprechen:

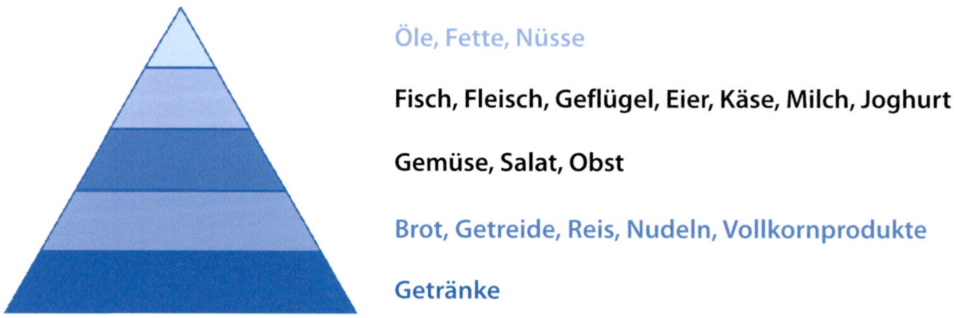
Öle, Fette, Nüsse
Fisch, Fleisch, Geflügel, Eier, Käse, Milch, Joghurt
Gemüse, Salat, Obst
Brot, Getreide, Reis, Nudeln, Vollkornprodukte
Getränke

Arbeitsblatt Umgang mit Gefühlen • 5

Wie kannst Du Deine Anfälligkeit für heftige Gefühle verringern?

Behandle körperliche Krankheiten

- Achte auf Dein Wohlbefinden
- Gehe zum Arzt, wenn es notwendig ist
- Nimm verordnete Medikamente ein

Ernähre Dich ausgewogen

- Iß weder zuviel noch zu wenig
- Vermeide Nahrungsmittel, die Dich anfällig für Stimmungsschwankungen machen

Vermeide stimmungsverändernde Substanzen

- Vermeide nichtverordnete Medikamente, Drogen oder Alkohol

Schlafe ausreichend

- Versuche, soviel Schlaf zu bekommen, wie Du brauchst, um Dich wohl zu fühlen

Bewege Dich ausreichend

- Betätige Dich jeden Tag körperlich
  Versuche, auf 20 Minuten Training zu kommen

Selbstdisziplin

- Nimm Dir jeden Tag etwas vor und erledige es, um das Gefühl von Kompetenz und Kontrolle zu bekommen

Vermeide stimmungsverändernde Substanzen

Theorie

Drogen oder Alkohol vermitteln kurzfristig ein Wohlgefühl, das jedoch nicht lange anhält. Auf Dauer beeinflussen sie unser Gefühlsleben negativ, machen abhängig und verstärken die Anfälligkeit für heftige Gefühle.

Schlafe ausreichend

Praxis

- In der Gruppe nachfragen wie viel Schlaf jeder braucht, welche Erfahrungen es mit Schlafmangel und welche mit Schlafüberschuss gibt.

Bewege Dich ausreichend

Theorie

Regelmäßige körperliche Betätigung ist gut für die Stimmung.

Praxis

- Fragen:
  Welche Sportarten werden gemacht? Wer hat welche Erfahrung mit körperlicher Betätigung?

Selbstdisziplin

Theorie

Unangenehme Aufgaben erledigt zu haben, vermittelt ein Gefühl von Zufriedenheit und macht daher weniger anfällig für heftige Gefühle.

Hausaufgabe: Arbeitsbuch Seite

33

Therapeuten-Manual Seite

119

(»Praktische Übungen: Wie kannst Du Deine Anfälligkeit für heftige Gefühle verringern?«)

Arbeitsblatt Umgang mit Gefühlen • 5

Wie kannst Du Deine Anfälligkeit für heftige Gefühle verringern?

Behandle körperliche Krankheiten

- Achte auf Dein Wohlbefinden
- Gehe zum Arzt, wenn es notwendig ist
- Nimm verordnete Medikamente ein

Ernähre Dich ausgewogen

- Iß weder zuviel noch zu wenig
- Vermeide Nahrungsmittel, die Dich anfällig für Stimmungsschwankungen machen

Vermeide stimmungsverändernde Substanzen

- Vermeide nichtverordnete Medikamente, Drogen oder Alkohol

Schlafe ausreichend

- Versuche, soviel Schlaf zu bekommen, wie Du brauchst, um Dich wohl zu fühlen

Bewege Dich ausreichend

- Betätige Dich jeden Tag körperlich
  Versuche, auf 20 Minuten Training zu kommen

Selbstdisziplin

- Nimm Dir jeden Tag etwas vor und erledige es, um das Gefühl von Kompetenz und Kontrolle zu bekommen

4.6 Was kannst Du machen, um häufiger positive Gefühle zu haben? → Positive Erfahrungen schaffen

Theorie Neben dem Verringern der Anfälligkeit für heftige Gefühle können wir aktiv dafür sorgen, dass positive Gefühle häufiger auftreten.

Praxis

- Positive Gefühle nennen lassen, z. B. Liebe, Freude, Stolz, usw.

Sei achtsam für positive Erfahrungen

Theorie Das Augenmerk auf die positiven Erlebnisse im Alltag zu richten führt auch langfristig dazu, dass wir unser Leben positiver bewerten.

Praxis

- Die Gruppe dazu auffordern, positive Erfahrungen der letzten halben Stunde zu nennen.
- Als Aufgabe jeden Abend drei positive Dinge aufschreiben lassen, die im Laufe des Tages passiert sind oder wahrgenommen wurden.

Kurzfristig: Mache angenehme Dinge, die gerade möglich sind

Praxis

- Liste angenehmer Aktivitäten durchgehen, Gruppe evtl. neue hinzufügen lassen.

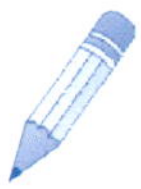

Hausaufgabe: Arbeitsbuch Seite
34

Therapeuten-Manual Seite
121
(»Praktische Übungen:
Positive Erfahrungen schaffen 1«)

Langfristig: Verändere Dein Leben so, dass positive Dinge häufiger auftreten

Arbeite zielorientiert:

Praxis

- Nach Wünschen und langfristigen Zielen in die Gruppe fragen und sich die ersten Schritte überlegen.

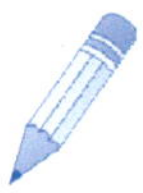

Hausaufgabe: Arbeitsbuch Seite
35

Therapeuten-Manual Seite
123
(»Praktische Übungen:
Positive Erfahrungen schaffen 2«)

Pflege Deine Beziehungen:

Praxis

- Nach Beziehungen fragen, die die Teilnehmer wieder aufleben lassen könnten.

Vermeide Vermeidung:

Theorie Wer dem Lösen von Problemen aus dem Weg geht und wichtige, notwendige Dinge nicht in Angriff nimmt, hat seltener Erfolgserlebnisse.

Praxis

- Beispiele von Vermeidung sammeln lassen und die Konsequenzen daraus besprechen.
- Beispiel: Aus Angst, sich als Anfänger beim Schlittschuhlaufen zu blamieren, bringt man sich um schöne Nachmittage mit der Freundin, da man nicht mit in die Eishalle geht.

Arbeitsblatt **Umgang mit Gefühlen • 6**

Positive Erfahrungen schaffen: Was kannst Du machen, um häufiger angenehme Gefühle zu haben?

Sei achtsam für positive Erfahrungen

→ Konzentriere Dich auf positive Dinge

→ Wenn Deine Gedanken zu negativen Dingen wandern, lenke sie zurück zu den positiven

→ Zerstöre Deine positiven Erfahrungen nicht dadurch, dass Du darüber nachdenkst, wann sie aufhören

Kurzfristig: Mache angenehme Dinge, die gerade möglich sind

→ Mache häufiger etwas, das angenehme Gefühle auslöst

→ Suche Dir jeden Tag etwas aus der Liste angenehmer Aktivitäten aus und mache es

Langfristig: Verändere Dein Leben so, dass positive Dinge häufiger auftreten können.

→ Arbeite zielorientiert:

Erstelle eine Liste der positiven Ereignisse, die Du Dir wünschst

Notiere kleine Schritte in Richtung Deiner Ziele

Mache den ersten Schritt

→ Pflege Deine Beziehungen:

Stelle alte Beziehungen wieder her

Bemühe Dich um neue Beziehungen

Arbeite an bestehenden Beziehungen

Beachte: **• Vermeide Vermeidung!**
• Bleibe dran!

4.7 Liste angenehmer Aktivitäten

Praxis

- Liste angenehmer Aktivitäten durchgehen, Gruppe evtl. neue hinzufügen lassen.

Arbeitsblatt Umgang mit Gefühlen • 7

Liste angenehmer Aktivitäten

1. Ein Bad nehmen
2. Von der Zeit nach der Schule träumen
3. Mit Deinem Freund / Deiner Freundin ausgehen
4. Entspannen
5. Ins Kino gehen
6. Joggen
7. Spazierengehen
8. Musik hören
9. Ein Sonnenbad nehmen
10. Lesen
11. Mit Freunden ausgehen
12. Geld sparen
13. Zukunftspläne schmieden
14. Tanzen
15. Putzen
16. Einen ruhigen Abend verbringen
17. Kochen
18. Sich um die Haustiere kümmern
19. Schwimmen
20. Schreiben
21. Malen
22. Körperliches Training
23. Auf eine Party gehen
24. Sport
25. Sich mit einem Freund oder einem Verwandten unterhalten
26. Singen
27. Sport-, Tanz- oder Musikunterricht nehmen
28. Zum Baden gehen
29. Inlines
30. Reisen
31. Ein Musikinstrument spielen
32. Ein Geschenk machen
33. CDs kaufen
34. Sport im Fernsehen anschauen oder zu einem Spiel gehen
35. Eine Party planen
36. Klamotten kaufen
37. Essen gehen
38. Arbeiten
39. Deine Haare schneiden lassen
40. Morgenkaffee und Zeitung
41. Küssen
42. Livemusik hören
43. Schulbesuch planen
44. Einen Ausflug machen
45. Fernsehen
46. Listen von Dingen erstellen, die Du tun musst oder möchtest
47. Fahrradfahren
48. Geschenke kaufen
49. In einen Park gehen
50. Eine Aufgabe fertigstellen
51. Deine Lieblingsspeisen essen
52. Tagebuch oder Briefe schreiben
53. Zeit mit Kindern verbringen
54. Ein Picknick machen
55. Meditieren
56. Karten spielen
57. Fotos anschauen oder zeigen
58. Puzzeln
59. Billard spielen
60. Nintendo spielen
61. Sich schick anziehen
62. Sachen für Dich kaufen
63. Telefonieren
64. In die Stadt gehen
65. Dich massieren lassen
66. „Ich liebe Dich" sagen
67. An Deine Fähigkeiten denken
68. Kegeln gehen
69. Träume von einem besseren Leben
70. ______________________
71. ______________________
72. ______________________
73. ______________________
74. ______________________
75. ______________________
76. ______________________
77. ______________________
78. ______________________
79. ______________________
80. ______________________
81. ______________________
82. ______________________
83. ______________________
84. ______________________
85. ______________________

4.8 Verändern von Gefühlen durch entgegengesetztes Verhalten

Theorie

Folgt man dem Handlungsimpuls, der durch manche Gefühle ausgelöst wird, verstärkt sich dadurch oft das Gefühl (emotions love themselfs). Handelt man jedoch dem Handlungsimpuls entgegen, schwächt sich das damit verbundene Gefühl in der Regel ab. Hier geht es nicht darum, Gefühle zu verdrängen oder zu verstecken, sondern sich bewusst dem Gefühl entgegengesetzt zu verhalten. Das veränderte Verhalten gibt dem Gehirn neue Informationen und verändert so langsam auch das ursprüngliche Gefühl. Dies sollte nur passieren, wenn Gefühle der Situation nicht angemessen sind. Wenn sie der Situation angemessen sind, dann sollte man sich ihnen entsprechend auch verhalten.

Angst

Theorie

Angst kann in bestimmten Situationen sinnvoll sein, auch der mit Angst verbundene Handlungsimpuls – Weglaufen und Vermeiden – macht in bestimmten Situationen Sinn: Vor einem zähnefletschenden Hund an der Kette weicht man zurück, um Verletzungen zu vermeiden. In Situationen, in denen Angst nicht gerechtfertigt erscheint, kann durch dem Handlungsimpuls entgegengesetztes Handeln- also Aufsuchen und Aushalten der angstauslösenden Situation bis die Angst geringer ist- Angst abgebaut werden. Das erneute Auftreten der Situation ist dann mit weniger Angst verbunden, die zudem auch noch schneller vorübergeht.

Praxis

- Erfahrungen und Beispiele nennen lassen

Schuld oder Scham

Praxis

- Nach Handlungsimpuls fragen

Theorie

Handelt man nach dem zu Schuld und Scham gehörigen Handlungsimpuls, zieht man sich zurück, macht sich klein, senkt den Blick und die Stimme .Für unsere Vorfahren regelte u.a. dieser Impuls das Zusammenleben in der Sippe. Schuld und Scham sind recht unangenehme Gefühle, die sich z.B. schwerer löschen lassen als Angst und die zur Vermeidung einladen.

Wenn Schuld oder Scham nicht gerechtfertigt sind, sollte man sich daher dem Handlungsimpuls entgegengesetzt verhalten, um Vermeidung zu vermeiden: Aufrecht sitzen, den Blickkontakt halten, mit fester Stimme sprechen.

Traurigkeit oder Depression

Praxis

- Nach Handlungsimpuls fragen

Theorie

Wenn man traurig ist, würde man sich gerne ins Bett zurück- und sich die Bettdecke über den Kopf ziehen. Leider verstärkt dies Traurigkeit und Depression. Daher kann es hilfreich sein, aktiv zu werden und Dinge zu tun, die das Selbstbewusstsein stärken, z. B.: zum Friseur gehen, Vokabeln lernen…

Ärger

Praxis

- Nach Handlungsimpuls fragen

Theorie

Der Handlungsimpuls, der sich uns bei Ärger aufdrängt, fordert uns dazu auf, die entsprechende Person anzugreifen, was häufig die Situation verschlimmert und noch mehr Ärger einbringt. Um eine Verstärkung des Ärgers zu vermeiden, empfiehlt es sich daher, der betreffenden Person lieber aus dem Weg zu gehen, bzw. die Situation zu klären, wenn man sich beruhigt hat. Falls sich die Situation nicht klären lässt, sollte man den Kontakt zu der Person sowohl real als auch gedanklich reduzieren.

Arbeitsblatt Umgang mit Gefühlen • 8

Verändern von Gefühlen durch entgegengesetztes Handeln

Angst

- Mache das, wovor Du Angst hast – immer wieder
- Mache etwas, das Dir das Gefühl von Kontrolle und Kompetenz gibt

Schuld oder Scham

- Konfrontiere Dich mit der Situation, vermeide sie nicht

Wenn Du einen Fehler gemacht hast:

- Korrigiere den Fehler

  Beispiel: *Sage, dass es Dir leid tut*
  Mache der Person, die Du verletzt hast, eine Freude

- Versuche, in Zukunft nicht wieder denselben Fehler zu machen
- Akzeptiere die Konsequenzen Deines Verhaltens
- Dann laß es dabei bewenden

Traurigkeit oder Depression

- Werde aktiv, ziehe Dich nicht zurück
- Mache etwas, wodurch Du Dich kompetent und selbstsicher fühlst

Ärger

- Versuche, den Kontakt mit der Person, über die Du Dich ärgerst, zu reduzieren.
- Bleibe freudlich.
- Versetze Dich in die andere Person und versuche, sie zu verstehen.

4.9 Wahrnehmen und Beschreiben von Gefühlen

Theorie

Jugendliche haben häufig Schwierigkeiten, Gefühle bewusst wahrzunehmen und zu benennen.

Bei der Besprechung dieser Hausaufgabe sollte daher zunächst mit der Beschreibung des auslösenden Ereignisses (Punkt 2) begonnen, dann bis zu Punkt 8 fortgefahren und zum Schluss auf das auslösende Gefühl rückgeschlossen werden, damit die Teilnehmer lernen, anhand der Punkte 2 bis 8 Gefühle wahrzunehmen, die nicht von Anfang an bewusst waren.

Praktische Übungen Umgang mit Gefühlen • 1

Wahrnehmen und Beschreiben von Gefühlen

Suche Dir ein Gefühl aus, das Du diese Woche hattest (z.B. Ärger, Angst, Traurigkeit, Freude) und fülle folgendes aus:

1. Gefühl

2. Beschreibe das Ereignis (wer, was, wann, wo), das das Gefühl ausgelöst hat
Schreibe nur die Tatsachen auf.

3. Was denkst Du über die Situation, was sind Deine Interpretationen?

4. Was nimmst Du körperlich wahr (Körperveränderungen)?

5. Wie ist Deine Körpersprache (Gesichtsausdruck, Gesten, Haltung)?

6. Was würdest Du gerne machen (Handlungsimpuls)?

7. Was machst Du tatsächlich (Handlungen)?

8. Was für andere Konsequenzen hat das Gefühl für Dich (Gedanken, Gefühle, Handlungen, Erinnerungen)?

4.10 Wie kannst Du Deine Anfälligkeit für heftige Gefühle verringern?

Praxis

- Die Teilnehmer sollen sich 2 Fertigkeiten aussuchen, die sie die nächste Woche üben (eine Liste bereits angewendeter Fertigkeiten und eine neue Liste).

Praktische Übungen Umgang mit Gefühlen • 2

Wie kannst Du Deine Anfälligkeit für heftige Gefühle verringern?

Bitte kreuze zwei Fertigkeiten an, die Du während der kommenden Woche üben wirst

- ❑ **Behandle körperliche Krankheiten**
- ❑ **Ernähre Dich ausgewogen**
- ❑ **Vermeide stimmungsverändernde Substanzen**
- ❑ **Schlafe ausreichend**
- ❑ **Bewege Dich ausreichend**

Beschreibe, wie die Fertigkeiten geholfen haben bzw. nicht geholfen haben, Deine Stimmung zu beeinflussen (schreibe Datum und Zeit auf)

Bitte schreibe auf, was Du während der Woche getan hast, um **Selbstdisziplin** aufzubauen

4.11 Positive Erfahrungen schaffen

Praxis

- Die Teilnehmer sollen jeden Tag mindestens eine Aktivität aus der Liste positiver Aktivitäten machen und sich vor und nach der Aktivität einschätzen.

Theorie

Ziel ist hierbei zu zeigen, dass Aktivitäten Gefühle positiv verändern.

Praktische Übungen — Umgang mit Gefühlen • 3

Positive Erfahrungen schaffen • 1

Kurzfristig

- ➔ Versuche jeden Tag wenigstens eine Aktivität aus der Liste positiver Aktivitäten zu machen. Schreibe bitte jede Aktivität in der Tabelle unten auf
- ➔ Schätze Dich jeweils vor und nach der Aktivität ein (benutze dazu die Skala)

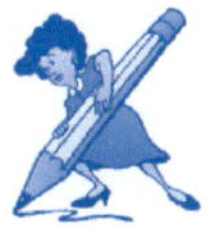

0	2,5	5	7,5	10
ich bin außer mir	ich bin ziemlich aufgeregt	ich fühle mich o.k.	ich fühle mich ziemlich gut	ich fühle mich großartig

	Mo	Di	Mi	Do	Fr	Sa	So
Datum							
Aktivität							
vorher / nachher	/	/	/	/	/	/	/
Aktivität							
vorher / nachher	/	/	/	/	/	/	/

Praktische Übungen Umgang mit Gefühlen • 4

Positive Erfahrungen schaffen • 2

Langfristig

1. Schreibe Deine Ziele auf!

2. Was ist der erste Schritt, um Dein wichtigstes langfristiges Ziel zu erreichen?

3. Mache den ersten Schritt. Beschreibe, wie Du Dich dadurch gefühlt hast.

5 Zwischenmenschliche Fertigkeiten

5.1 Was möchtest Du?

Theorie

Viele Jugendliche haben Schwierigkeiten damit, mit anderen zurechtzukommen, Beziehungen zu pflegen und ihre Ziele zu erreichen.

Im Kontakt mit anderen spielen drei unterschiedliche Aspekte eine wichtige Rolle, Ziele, die man erreichen möchte, die Beziehung zum Gegenüber und der Erhalt der Selbstachtung. Diese sind je nachdem unterschiedlich wichtig. Je nachdem welcher der Aspekte im Vordergrund steht, kommen andere zwischenmenschliche Fertigkeiten zum Einsatz.

1. Orientierung auf das Ziel

Theorie

Orientierung auf das Ziel heißt, sich darauf zu konzentrieren in einer bestimmten Situation eigene Ziele zu erreichen. Es geht darum, das zu bekommen was man will und dass eigene Wünsche ernst genommen werden.

Praxis

- Beispiele für solche Situationen nennen lassen

Beispiel

- *Pullover umtauschen*
- *Verhindern, dass sich jemand vordrängelt*
- *Jemanden im Zug vom reservierten Platz vertreiben.*

2. Orientierung auf die Beziehung

Theorie

Orientierung auf die Beziehung heißt, trotz schwieriger Situation Kontakt mit anderen dazu zu nutzen, eine Beziehung aufzubauen, sie aufrecht zu erhalten oder sogar zu verbessern.

Praxis

- Beispiele für solche Situationen nennen lassen.

Beispiel

- *Der besten Freundin klarmachen, dass man heute nicht mit ihr weggehen kann, obwohl sie das möchte.*
- *Der Mutter sagen, dass man lieber mit dem Freund in Urlaub fahren möchte,*

3. Orientierung auf die Selbstachtung

Theorie

Orientierung auf die Selbstachtung bedeutet, sich im Kontakt mit anderen so zu verhalten, dass man ein positives Gefühl zu sich selbst erhalten oder dies sogar verbessern und eigene Werte und Überzeugungen respektieren kann.

Nachgeben, um Zustimmung zu gewinnen, lügen, um anderen zu gefallen und ähnliche Strategien verringern im Laufe der Zeit die Selbstachtung. Auch hilfloses Verhalten verringert die Selbstachtung.

Praxis

- Beispiele für solche Situationen nennen lassen.

Beispiel

- *Der besten Freundin zu sagen, dass man heute mit jemand anderem weggeht, obwohl sie selbst mit einem weggehen will, anstatt es zu verheimlichen, weil man ehrlich bleiben will. Dem Freund nicht so viele Zugeständnisse zu machen, nur weil man Angst hat, dass er einen verlässt.*

Arbeitsblatt Zwischenmenschliche Fertigkeiten • 1

Was möchtest Du?

1. Orientierung auf das ZIEL

➔ Wie kannst Du Deine Ziele erreichen?

2. Orientierung auf die BEZIEHUNG

➔ Wie kannst Du eine gute Beziehung aufbauen und aufrechterhalten?

3. Orientierung auf die SELBSTACHTUNG

➔ Wie kannst Du Deine Selbstachtung aufbauen und bewahren?

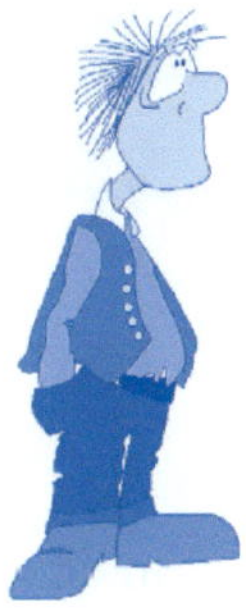

5.2 Orientierung auf das Ziel

Theorie Im zwischenmenschlichen Kontakt kommen bei vorwiegender Orientierung auf das Ziel die folgenden Fertigkeiten zum Einsatz, die am Beispiel eines Pulloverumtauschs durchgegangen werden können.

Praxis

- Die Gruppe die jeweils passende Aussage bzw. Situation nennen lassen

Beschreiben

Theorie Zum Erreichen eines Zieles ist es hilfreich, dem Gegenüber sein Anliegen zu erläutern und sachlich zu begründen.

Praxis

- Passende Aussage z. B. »Ich habe diesen Pullover gekauft. Der gefällt mir doch nicht. Ich möchte ihn umtauschen.«

Klar ausdrücken

Theorie Damit das Gegenüber die Situation nachvollziehen kann und überzeugt wird, ist es wichtig, seine Gedanken und Gefühle mitzuteilen.

Praxis

- Passende Aussage z. B. »Es ist mir zwar peinlich, aber der Pullover steht mir nicht, ich möchte ihn deshalb zurückgeben.«

Auf Deinen Wünschen bestehen

Theorie Manche Ziele können nur erreicht werden, wenn man sie mit Nachdruck verfolgt. Wenn nötig, sollten daher die Wünsche wie bei einer Schallplatte mit Sprung beständig wiederholt werden.

Praxis

- Passende Situation z. B. Die Verkäuferin bietet Dir Reduzierung an, Du bestehst darauf den Pullover zurück zu geben.

Andere verstärken

Theorie Um das Ziel zu erreichen, kann es hilfreich sein, das Gegenüber positiv zu verstärken

Praxis

- Passende Aussage z. B »Bei ihrem guten Service bin ich sicher, dass sie den Pullover zurücknehmen werden.«
- »Vielen Dank, das ist sehr nett.«
- »Bei Ihnen werde ich sicher wieder einkaufen.«

Fortsetzung Orientierung auf das Ziel: Seite 130 ▶

Arbeitsblatt — Zwischenmenschliche Fertigkeiten • 2

Orientierung auf das ZIEL

Wie kannst Du Deine Ziele erreichen?

Beschreiben

- ➔ Beschreibe die Situation
- ➔ Bleibe bei den Tatsachen

Klar ausdrücken

- ➔ Drücke Deine Gedanken und Gefühle über die Situation aus
- ➔ Verwende Ich-Sätze

Auf Deinen Wünschen bestehen

- ➔ Stehe für Dich ein, indem Du sagst, was Du Dir wünschst oder klar „nein" sagst
- ➔ Vergiß nicht, dass andere Deine Gedanken nicht lesen können

Andere verstärken

- ➔ Erkläre der anderen Person die Vorteile, die sie hat, wenn sie tut, was Du möchtest
- ➔ Belohne sie hinterher

Konzentriert sein

- ➔ Konzentriere Dich auf Dein Ziel
- ➔ Laß Dich nicht ablenken

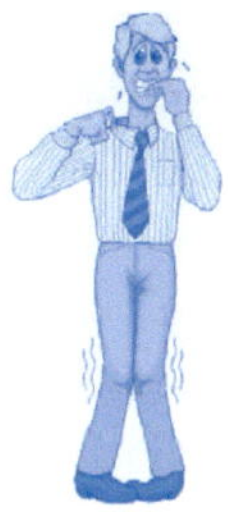

Selbstsicherheit zeigen

- ➔ Sprich mit fester Stimme
- ➔ Halte Blickkontakt

Kompromissbereit sein

- ➔ Sei bereit, etwas zu geben, um etwas zu bekommen
- ➔ Biete andere Lösungen für ein Problem an
- ➔ Frage nach der Meinung anderer, um das Problem zu lösen

Fortsetzung Orientierung auf das Ziel: Seite 130 ►

Fortsetzung Orientierung auf das Ziel →

Konzentriert sein

Theorie Um den anderen zu überzeugen ist es wichtig, bei der Sache zu bleiben und sich nicht ablenken zu lassen.

Praxis

- Passende Situation: z.B. Die Verkäuferin versucht, Dir die neue Winterkollektion zu zeigen. Du bleibst bei deinem Anliegen.

Selbstsicherheit zeigen

Theorie Es ist einfacher seine Ziele zu erreichen, wenn man selbstsicher auftritt.

Praxis

- Frage: Was kennzeichnet selbstsicheres Verhalten?
- Selbstsicher wirken durch:
  - Feste Stimme
  - Blickkontakt halten
  - aufrecht sitzen oder aufrecht stehen
  - Kopf hoch
  - lockere entspannte Hände

Praxis

- Rollenspiel in Zweiergruppen. Beim Pulloverumtausch einmal unsicher und einmal selbstsicher auftreten, vom Partner Rückmeldung über die Wirkung geben lassen. Danach Rollen wechseln.

Kompromissbereit sein

Theorie Wenn man seine Ziele nicht vollständig erreichen kann, kann es sinnvoll sein in Teilbereichen nachzugeben, Kompromisse oder alternative Lösungen vorzuschlagen.

Praxis

- Passende Situation: z.B. Du bekommst das Geld für den Pullover nicht zurück, machst aber den Vorschlag Dir dafür etwas anderes auszusuchen.

Fortsetzung Orientierung auf das Ziel: Seite 131 ►

Arbeitsblatt Zwischenmenschliche Fertigkeiten • 2

Orientierung auf das ZIEL

Wie kannst Du Deine Ziele erreichen?

Beschreiben

- ➔ Beschreibe die Situation
- ➔ Bleibe bei den Tatsachen

Klar ausdrücken

- ➔ Drücke Deine Gedanken und Gefühle über die Situation aus
- ➔ Verwende Ich-Sätze

Auf Deinen Wünschen bestehen

- ➔ Stehe für Dich ein, indem Du sagst, was Du Dir wünschst oder klar „nein" sagst
- ➔ Vergiß nicht, dass andere Deine Gedanken nicht lesen können

Andere verstärken

- ➔ Erkläre der anderen Person die Vorteile, die sie hat, wenn sie tut, was Du möchtest
- ➔ Belohne sie hinterher

Konzentriert sein

- ➔ Konzentriere Dich auf Dein Ziel
- ➔ Laß Dich nicht ablenken

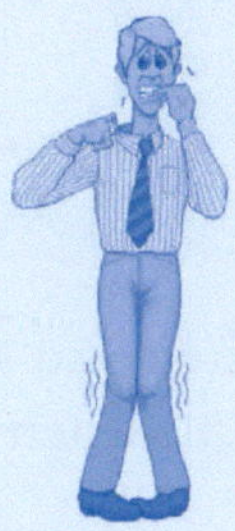

Selbstsicherheit zeigen

- ➔ Sprich mit fester Stimme
- ➔ Halte Blickkontakt

Kompromissbereit sein

- ➔ Sei bereit, etwas zu geben, um etwas zu bekommen
- ➔ Biete andere Lösungen für ein Problem an
- ➔ Frage nach der Meinung anderer, um das Problem zu lösen

5.3 Was hält Dich davon ab, Deine Ziele zu erreichen?

Bevor man sich damit beschäftigt, welche Fertigkeiten zum Erreichen unserer Ziele nützlich sind, sollte man sich verdeutlichen, was einen davon abhalten kann, die eigenen Ziele zu erlangen.

Mangel an Fertigkeiten

Theorie Wir lernen soziales Verhalten, indem wir es zunächst bei anderen beobachten und es dann selbst ausprobieren. Manchmal fehlen Beobachtungsmöglichkeiten, und ein Verhalten kann dadurch nicht gelernt werden. Manchmal fehlt auch die Gelegenheit, beobachtetes Verhalten zu üben. Menschen können Fertigkeiten in manchen Situationen anwenden, in manchen nicht (z. B. Schlagfertigkeit).

Praxis

- Beispiele für solche Situationen nennen lassen

Beispiel

- *Man will zum ersten Mal einen Pullover, der einem nicht gefällt, umtauschen und weiß nicht, was man da sagen soll.*

Störende Gedanken

Theorie Störende Gedanken im Hintergrund können uns davon abhalten, Fertigkeiten einzusetzen, die wir eigentlich beherrschen.

Praxis

- Beispiele für solche Situationen nennen lassen

Beispiel

- *Wenn ich frage, ob ich den Pullover umtauschen kann, wird die Verkäuferin mich nicht mögen.*

Gefühle

Theorie Manchmal treten so starke Gefühle auf, dass es uns schwer fällt klar zu denken und adäquate Fertigkeiten einzusetzen.

Praxis

- Beispiele für solche Situationen nennen lassen

Beispiel

- *Beim Pullovertausch bekommst du aus Angst, dass die Verkäuferin ärgerlich wird, kein Wort heraus.*

Arbeitsblatt **Zwischenmenschliche Fertigkeiten • 3**

Was hält Dich davon ab, Deine Ziele zu erreichen?

Mangel an Fertigkeiten

➔ Du weißt im Moment nicht, was Du sagen sollst oder wie Du Dich verhalten sollst

Störende Gedanken

➔ Du hast die Fertigkeiten, aber störende Gedanken hindern Dich daran, das zu sagen oder zu tun, was Du willst

➔ Sorgen wegen unangenehmer Konsequenzen

➔ Sorgen darüber, ob Du verdienst, zu bekommen, was Du möchtest

➔ Sorgen, nicht effektiv zu sein; Selbstanklagen

Gefühle

➔ Du hast die Fertigkeiten, aber Deine Gefühle (Ärger, Angst, Schuld, Traurigkeit) hindern Dich daran, zu tun oder zu sagen, was Du möchtest Anstelle Deiner Fertigkeiten kontrollieren Deine Gefühle, was Du sagst und tust

Unentschlossenheit

➔ Du hast die Fertigkeiten, aber Du kannst Dich nicht entscheiden, was Du tust oder was Du möchtest:

Besipiele: *Entweder Du verlangst zu viel oder gar nichts*

Entweder Du lehnst alles ab oder Du läßt alles zu

Umfeld

➔ Du hast die Fertigkeiten, aber Dein Umfeld kommt in die Quere:

Besipiele: *Andere haben zu viel Macht*

Andere haben möglicherweise Gründe dafür, Dich nicht zu mögen, wenn Du bekommst, was Du willst

Andere geben Dir nur dann, was Du möchtest, wenn Du Dich demütigst

Unentschlossenheit

Theorie

Manchmal können wir uns zwischen konkurrierenden Zielen nicht entscheiden und können daher Fertigkeiten nicht zielgerichtet einsetzen.

Praxis

- Beispiele für solche Situationen nennen lassen

Beispiel

- *An der Kasse kommen dir plötzlich Zweifel, ob du den Pullover wirklich umtauschen willst, oder ob er dir doch so gut gefällt, dass du ihn behältst.*

Umfeld

Theorie

Manchmal hindern uns äußere Gegebenheiten daran unsere Fertigkeiten einzusetzen, bzw. oder trotz eingesetzter Fertigkeiten wird das Ziel aufgrund von äußeren Gegebenheiten nicht erreicht.

Praxis

- Beispiele für solche Situationen nennen lassen

Beispiel

- *1. Du willst den Pullover umtauschen, aber das Kaufhaus hat schon geschlossen.*
- *2. Du setzt alle Fertigkeiten ein, der Geschäftsleiter hat jedoch den Umtausch reduzierter Ware verboten.*

Arbeitsblatt **Zwischenmenschliche Fertigkeiten • 3**

Was hält Dich davon ab, Deine Ziele zu erreichen?

Mangel an Fertigkeiten

- ➔ Du weißt im Moment nicht, was Du sagen sollst oder wie Du Dich verhalten sollst

Störende Gedanken

- ➔ Du hast die Fertigkeiten, aber störende Gedanken hindern Dich daran, das zu sagen oder zu tun, was Du willst
- ➔ Sorgen wegen unangenehmer Konsequenzen
- ➔ Sorgen darüber, ob Du verdienst, zu bekommen, was Du möchtest
- ➔ Sorgen, nicht effektiv zu sein; Selbstanklagen

Gefühle

- ➔ Du hast die Fertigkeiten, aber Deine Gefühle (Ärger, Angst, Schuld, Traurigkeit) hindern Dich daran, zu tun oder zu sagen, was Du möchtest Anstelle Deiner Fertigkeiten kontrollieren Deine Gefühle, was Du sagst und tust

Unentschlossenheit

- ➔ Du hast die Fertigkeiten, aber Du kannst Dich nicht entscheiden, was Du tust oder was Du möchtest:

Besipiele: *Entweder Du verlangst zu viel oder gar nichts*

Entweder Du lehnst alles ab oder Du läßt alles zu

Umfeld

- ➔ Du hast die Fertigkeiten, aber Dein Umfeld kommt in die Quere:

Besipiele: *Andere haben zu viel Macht*

Andere haben möglicherweise Gründe dafür, Dich nicht zu mögen, wenn Du bekommst, was Du willst

Andere geben Dir nur dann, was Du möchtest, wenn Du Dich demütigst

5.4 Störende Gedanken und hilfreiche Aussagen

Störende Gedanken

Theorie

Wie bereits bekannt, verhindern störende Gedanken das Erreichen unserer Ziele. Es ist sinnvoll, sich häufige störende Gedanken bewusst zu machen und Gegenargumente zu überlegen.

Praxis

- Die Gruppe dazu auffordern, für die beispielhaften störenden Gedanken Gegenargumente zu finden.

Mögliche Gegenargumente:

1. Ich muss fragen, sonst ändert sich sowieso nichts.
2. Es gibt keine dummen Fragen.
3. Ich verdiene das sehr wohl, weil ich ein netter Mensch bin
4. Ich bin auch Wer! Wenn ich immer ja sage, werde ich auf Dauer unglücklich und unzufrieden.

Hilfreiche Aussagen

Theorie

Hilfreiche Aussagen bekämpfen störende Gedanken. Hilfreiche Aussagen machen Mut zum wirkungsvollen Handeln, bereiten auf die Situation vor und dienen dazu, sich auf das Wesentliche, auf das Machbare zu konzentrieren. Hilfreiche Aussagen entkräften die Mythen über zwischenmenschliches Verhalten, wirken unrealistischen Überzeugungen und Annahmen, die ein effektives Handeln erschweren, entgegen. Einige der Gegenargumente gegen störende Gedanken können auch als förderliche Aussagen verwendet werden.

Praxis

- Die Gruppe die hilfreichen Aussagen vorlesen lassen und fragen, ob sie ihnen zustimmen kann.

Hausaufgabe: Arbeitsbuch Seite

42 + 43

Therapeuten-Manual Seite

147 + 149

(»Praktische Übungen: Zwischenmenschliche Fertigkeiten üben 1 + 2«)

Arbeitsblatt Zwischenmenschliche Fertigkeiten • 4

Störende Gedanken und hilfreiche Aussagen

Störende Gedanken

1. Warum soll ich überhaupt fragen, es macht sowieso keinen Unterschied

Gegenargument

2. Wenn ich nach etwas frage, denkt sie/er, dass ich dumm bin

Gegenargument

3. Ich bin so ein schlechter Mensch, dass ich das nicht verdiene

Gegenargument

4. Wenn ich nein sage, werden sie nie wieder mit mir reden

Gegenargument

Hilfreiche Aussagen

1. Ich kann es aushalten, wenn ich nicht bekomme, was ich will oder brauche
2. Es bedarf einer starken Persönlichkeit, um zuzugeben, dass man Hilfe von jemandem braucht und dann auch danach zu fragen
3. Wenn ich „nein" zu jemandem sage und er oder sie wird ärgerlich, heißt das nicht, dass ich hätte „ja" sagen sollen
4. Ich kann mich auch dann noch wohl fühlen, wenn jemand ärgerlich auf mich ist
5. Dass jemand „nein" zu meiner Bitte sagt, bedeutet nicht, dass ich nicht hätte fragen sollen
6. Für mich kann es genauso wichtig sein, „kleine" Dinge zu erreichen, wie es „große" Dinge für andere Menschen sind
7. Ich habe ein Recht auf meine eigene Meinung, auch wenn dies für andere Menschen manchmal unbequem ist

5.5 Orientierung auf die Beziehung

Theorie

Im zwischenmenschlichen Kontakt kann im Vordergrund stehen, die Beziehung zum Gegenüber aufrecht zu erhalten oder zu verbessern.

Freundlich sein

Praxis

- Rollenspiel, man trifft eine Klassenkameradin die man noch nicht so gut kennt zufällig beim Bäcker. Zwei machen das Rollenspiel vor, der Rest der Gruppe beobachtet, welche Unterpunkte von »Freundlich sein« zum Einsatz kommen.

Interesse zeigen

Praxis

- Rollenspiel, die Freundin erzählt von einem Streit mit ihren Eltern. Zwei machen das Rollenspiel vor, der Rest der Gruppe beobachtet, welche Unterpunkte von »Interesse zeigen« zum Einsatz kommen.

Validieren

Theorie

Validierung teilt jemandem mit, daß seine Reaktionen, Gefühle, Gedanken und Handlungen Sinn machen und in einer bestimmten Situation nachvollziehbar sind. Validieren heißt nicht unbedingt, einverstanden zu sein, Validieren heißt nicht, dass einem gefällt, was der andere macht, sagt oder fühlt.

Andere validiert man durch

- aktives Zuhören und Aufmerksamsein.
- Blickkontakt halten, mit dem Kopf nicken.
- die Gefühle anderer oder eigene Gefühle beschreiben ohne zu bewerten, z. B. sagen »du siehst traurig aus«.
- so zu reagieren, dass man andere oder sich selbst ernst nimmt, z. B. wenn jemand sagt, er möchte eine zeitlang alleine sein, »okay« sagen, weggehen und wiederkommen, wenn er sich beruhigt hat
- tolerant sein.

Praxis

- Beispiele nennen lassen.
- Beispiel: Ich kann gut verstehen, dass du auf deine Eltern sauer bist.

Arbeitsblatt Zwischenmenschliche Fertigkeiten • 5

Orientierung auf die BEZIEHUNG

Wie kannst Du eine gute Beziehung aufbauen und aufrechterhalten?

Freundlich sein

- ➔ Sei nett und höflich
- ➔ Keine Angriffe
- ➔ Keine Drohungen
- ➔ Keine Bewertungen
- ➔ Achte auf den Ton Deiner Stimme

Interesse zeigen

- ➔ Höre der anderen Person zu
- ➔ Unterbreche sie nicht
- ➔ Sei geduldig
- ➔ Halte Blickkontakt
- ➔ Schneide keine Grimassen

Validieren

- ➔ Zeige, dass Du die Gefühle und Handlungen der anderen Personen nachvollziehbar findest

Leichtigkeit

- ➔ Achte auf die heiteren Seiten einer Situation
- ➔ Lächle

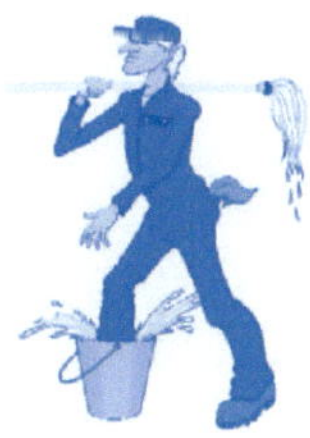

Leichtigkeit

Theorie

Im zwischenmenschlichen Kontakt macht es einem eine gewisse Leichtigkeit einfacher, mit brenzligen Situationen umzugehen.

Praxis

- Bedrohliche Körpersprache erklären lassen:
  - jemandem zu nah auf die Pelle rücken
  - jemandem ständig in die Augen sehen
  - angespannte Körperhaltung
  - sehr laute Stimme
  - geballte Fäuste.

Praxis

- Abschließendes Rollenspiel unter Berücksichtigung aller Punkte, z. B.: man muss klären, wer den Abwasch während einer Familienfeier macht, vier spielen vor, der Rest beobachtet, welche Strategien zum Einsatz gekommen sind.

Hausaufgabe: Arbeitsbuch Seite

44

Therapeuten-Manual Seite

151

(»Praktische Übungen: Zwischenmenschliche Fertigkeiten üben 3«)

Arbeitsblatt Zwischenmenschliche Fertigkeiten • 5

Orientierung auf die BEZIEHUNG

Wie kannst Du eine gute Beziehung aufbauen und aufrechterhalten?

Freundlich sein

- Sei nett und höflich
- Keine Angriffe
- Keine Drohungen
- Keine Bewertungen
- Achte auf den Ton Deiner Stimme

Interesse zeigen

- Höre der anderen Person zu
- Unterbreche sie nicht
- Sei geduldig
- Halte Blickkontakt
- Schneide keine Grimassen

Validieren

- Zeige, dass Du die Gefühle und Handlungen der anderen Personen nachvollziehbar findest

Leichtigkeit

- Achte auf die heiteren Seiten einer Situation
- Lächle

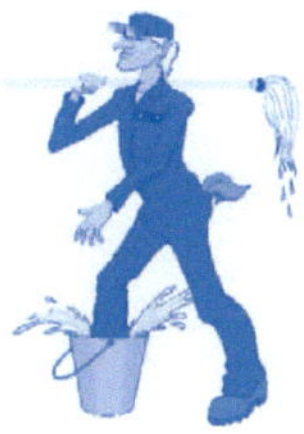

5.6 Orientierung auf die Selbstachtung

Theorie

Orientierung auf die Selbstachtung bedeutet, sich im Kontakt mit anderen so zu verhalten, dass man ein positives Gefühl zu sich selbst erhalten oder dies sogar verbessern und eigene Werte und Überzeugungen respektieren kann.

Fairness

Theorie

Fairness bedeutet, sich selbst nicht ungerecht zu beurteilen und sich nicht für etwas verantwortlich zu machen, wofür man nichts kann, sowie auf die eigenen Bedürfnisse zu achten. Auf Dauer wird es schwer sein, sich selbst zu mögen, wenn man häufig andere Menschen ausnützt. Man wird vielleicht bekommen, was man will, gefährdet aber die Fähigkeit sich selbst zu achten.

Keine Rechtfertigungen

Theorie

Wenn eine Entschuldigung am Platz ist, sollte man sich natürlich entschuldigen, aber nur dann. Keine Entschuldigung dafür, dass man eine eigene Meinung hat, dafür dass man eine andere Meinung hat. Eine Entschuldigung setzt einen Fehler voraus, dass man derjenige ist, der einen Fehler gemacht hat. Wenn man sich entschuldigt ohne einen Fehler begangen zu haben, kann das auf Dauer das Gefühl für den eigenen Wert verringern. Manchmal kann es vorkommen, dass eine Entschuldigung der Beziehung gut tut, ebenso wie eine gelegentliche Lüge. Hier muss man abwägen zwischen dem Ziel die Beziehung zu verbessern und dem Ziel die Selbstachtung zu verbessern. Ausuferndes Sich-Entschuldigen geht den anderen jedoch häufig auf die Nerven und schadet sowohl der Beziehung als auch der Selbstachtung.

Deine Werte

Theorie

Wissen, was man in der betreffenden Situation als richtig und moralisch wertvolle Denk- und Handlungsweise ansieht und zu dieser Position stehen. Nicht die eigenen Werte opfern um ein Ziel zu erreichen oder sich die Sympathie anderer zu erhalten.

Praxis

- Werte nennen lassen
- Treue, Ehrlichkeit, Pünktlichkeit, Höflichkeit, Freundlichkeit, Verständnis, Glaube, Ehrgeiz, Mitleid, Hilfsbereitschaft.

Arbeitsblatt Zwischenmenschliche Fertigkeiten • 6

Orientierung auf die SELBSTACHTUNG

Wie kannst Du Deine Selbstachtung bewahren?

Fairness

- Sei fair zu Dir
- Sei fair zu anderen

Keine Rechtfertigungen

- Rechtfertige Dich nicht dauernd

Deine Werte

- Halte Dich an Deine eigenen Werte

Ehrlichkeit

- Lüge nicht
- Verhalte Dich nicht hilflos, wenn Du es nicht bist

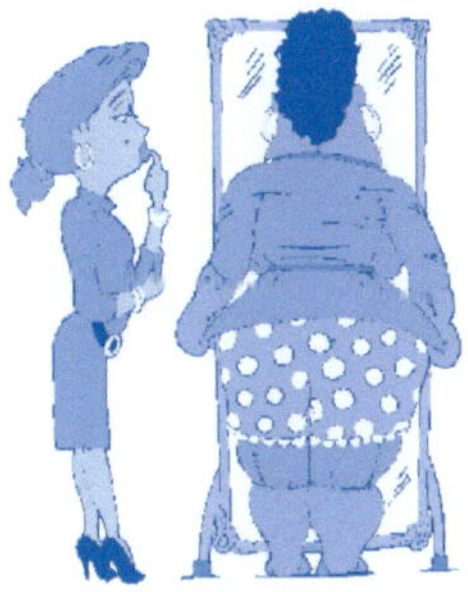

Ehrlichkeit

Theorie

Vermeiden zu lügen, sich hilflos zu geben, wenn man es nicht ist, oder zu übertreiben. Auf Dauer untergräbt Unehrlichkeit die Selbstachtung. Eine einmalige Unehrlichkeit mag nicht schaden, aber Unehrlichkeit als gewohnheitsmäßiges Handeln und als Weg um zu dem zu kommen, was man möchte, ist auf lange Sicht unweigerlich schädlich. Sich hilflos zu geben, ist das Gegenteil von Kompetenz erwerben. Manchmal kann Ehrlichkeit zu einer Verschlechterung der Beziehung führen. Aus diesem Grund wurde die »Notlüge« erfunden. Wesentlich ist es, wenn man lügt, dass man dies bewusst und nicht gewohnheitsmäßig tun sollte.

Praxis

- Insgesamt zu Selbstachtung Rollenspiel spielen lassen, z. B. man hat mit dem Fahrrad ein Auto zerkratzt, es gibt einen Zeugen, der Besitzer kommt dazu und flippt aus. Drei Leute spielen, der Rest der Gruppe achtet darauf, wie der Schadensverursacher seine Selbstachtung behält.

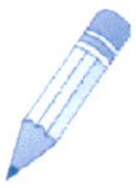

Hausaufgabe: Arbeitsbuch Seite

45 + 46

Therapeuten-Manual Seite

153 + 155

(»Praktische Übungen: Zwischenmenschliche Fertigkeiten üben 4 + 5«)

Arbeitsblatt Zwischenmenschliche Fertigkeiten • 6

Orientierung auf die SELBSTACHTUNG

Wie kannst Du Deine Selbstachtung bewahren?

Fairness

- ➔ Sei fair zu Dir
- ➔ Sei fair zu anderen

Keine Rechtfertigungen

- ➔ Rechtfertige Dich nicht dauernd

Deine Werte

- ➔ Halte Dich an Deine eigenen Werte

Ehrlichkeit

- ➔ Lüge nicht
- ➔ Verhalte Dich nicht hilflos, wenn Du es nicht bist

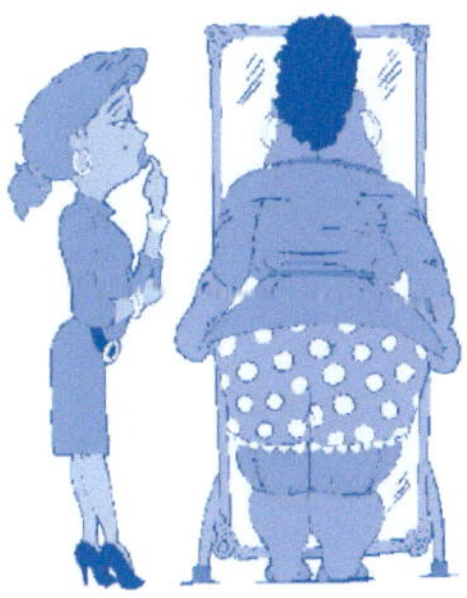

5.7 Zwischenmenschliche Fertigkeiten üben

5.7.1 Zwischenmenschliche Fertigkeiten üben 1

Praxis

- Von Teilnehmern Situationen nennen lassen, die sie beschreiben wollen

Praktische Übungen Zwischenmenschliche Fertigkeiten • 1.

Zwischenmenschliche Fertigkeiten üben • 1

Wähle eine Situation der letzten Woche aus, in der Du Deine Fertigkeiten zum Erreichen Deiner Ziele eingesetzt hast und beschreibe sie:

Was ist passiert?
(Wer hat was gemacht? Was hat wozu geführt? Was ist das Problem?)

Was wolltest Du von der anderen Person?

5.7.2 Zwischenmenschliche Fertigkeiten üben 2

Praxis

- Von Teilnehmern Situationen nennen lassen, die sie üben wollen

Praktische Übungen Zwischenmenschliche Fertigkeiten •2.

Zwischenmenschliche Fertigkeiten üben • 2

Fertigkeiten zum Erreichen Deiner Ziele (schreibe auf, wie Du jede eingesetzt hast):

- Beschreiben
- Klar ausdrücken
- Auf Deinen Wünschen bestehen
- Andere verstärken
- Konzentriert sein
- Selbstsicherheit zeigen
- Kompromissbereit sein

Was war das **Ergebnis** davon, dass Du Deine Fertigkeiten zum Erreichen Deiner Ziele eingesetzt hast?

5.7.3 Zwischenmenschliche Fertigkeiten üben 3

Praxis

- Von Teilnehmern Situationen nennen lassen, die sie üben wollen

Praktische Übungen Zwischenmenschliche Fertigkeiten • 3.

Zwischenmenschliche Fertigkeiten üben • 3

Wähle zwei Situationen der letzten Woche aus, in denen Du Deine Fertigkeiten zum Aufbauen und Aufrechterhalten einer guten Beziehung eingesetzt hast und beschreibe sie:

Fertigkeiten:

- ❑ Freundlich sein
- ❑ Interesse zeigen
- ❑ Validieren
- ❑ Leichtigkeit

Situation 1

Mit wem hast Du versucht, eine gute Beziehung aufrechtzuerhalten?

In welcher Situation hast Du versucht Deine Fertigkeiten einzusetzen?

Was kam dabei heraus?

Wie hast Du Dich gefühlt, nachdem Du Deine Fertigkeiten eingesetzt hast?

5.7.4 Zwischenmenschliche Fertigkeiten üben 4

Praxis

- Von Teilnehmern Situationen nennen lassen, die sie üben wollen

Praktische Übungen Zwischenmenschliche Fertigkeiten • 4.

Zwischenmenschliche Fertigkeiten üben • 4

Wähle eine Situationen der letzten Woche aus, in der Du Deine Fertigkeiten zum Erhalt der Selbstachtung eingesetzt hast:

Fertigkeiten:

- ❑ Fairness
- ❑ keine Rechtfertigungen
- ❑ Deine Werte
- ❑ Ehrlichkeit

Situation:

In welcher Situation hast Du versucht Deine Fertigkeiten einzusetzen?

Wie hast Du Dich gefühlt, nachdem Du Deine Fertigkeiten eingesetzt hast?

5.7.5 Zwischenmenschliche Fertigkeiten üben 5

Praxis

- Von Teilnehmern Situationen nennen lassen, die sie üben wollen

Praktische Übungen Zwischenmenschliche Fertigkeiten • 5.

Zwischenmenschliche Fertigkeiten üben • 5

Welche zwischenmenschlichen Fertigkeiten setze ich ein? Warum?

Verwende dieses Blatt, um herauszufinden, was Deine Ziele und Prioritäten in Situationen sind, die ein Problem für Dich darstellen.
Zum Beispiel Situationen, in denen
- Deine Rechte nicht respektiert werden,
- Du jemanden dazu bringen möchtest, etwas zu tun oder zu verändern,
- Du zu etwas „nein" sagen möchtest,
- Du möchtest, dass Dein Standpunkt ernst genommen wird,
- es einen Konflikt mit jemand anderem gibt.

Situation

Wer außer Dir ist beteiligt? Was in dieser Situation ist das Problem?

Was möchtest Du?

Jemanden dazu bringen, etwas zu tun. Was ist Dein **Ziel**?

Beziehung aufrechterhalten:

Was soll die andere Person Dir gegenüber empfinden, über Dich denken, wenn die Begegnung vorüber ist?

Deine Selbstachtung erhalten:

Wie möchtest Du Dich fühlen, wenn die Begegnung vorüber ist?

Deine Prioritäten in dieser Situation:

Nummeriere nach Wichtigkeit:

______ Ziel

______ Beziehung

______ Selbstachtung

6 Walking the Middle Path

6.1 Verhaltenstheorie 1

Grundlagen der Verhaltenstherapie – Definitionen

Theorie

Klassisch konditioniertes Verhalten

erlerntes Verhalten, das unter Kontrolle eines Reizes (Stimulus) steht (Geruch von Bratfett lässt einem das Wasser im Mund zusammenlaufen)

Operant konditioniertes Verhalten

erlerntes Verhalten, das unter Kontrolle der Konsequenzen steht (ein Kind, das einmal auf eine heiße Herdplatte gefasst hat, wird das wahrscheinlich nie wieder tun)

1. Verstärker

Theorie

Angenehme Konsequenz, die dic Auftrittswahrscheinlichkeit eines Verhaltens erhöht

- **Positive Verstärkung**

Zunahme der Auftrittswahrscheinlichkeit eines Verhaltens durch Darbietung einer positiven Konsequenz (ein Kind, das an der Supermarktkasse durch lautes Weinen durchsetzt, einen Kaugummi gekauft zu bekommen, wird das beim nächsten Einkauf wieder machen)

- **Negative Verstärkung**

Zunahme der Auftrittswahrscheinlichkeit eines Verhaltens durch Entfernung einer negativen Konsequenz (eine Mutter kauft einem laut weinenden Kind an der Kasse den gewünschten Kaugummi, worauf das Kind mit dem Weinen aufhört. Beim nächsten Einkauf kapituliert die Mutter, bevor das Kind laut wird)

Selbstverletzendes Verhalten ist ein negativer Verstärker, wenn dadurch z.B. innere Anspannung beendet wird.

2. Löschung

Theorie

Löschung (Extinction)

Abnahme der Auftrittswahrscheinlichkeit eines Verhaltens durch Entfernung einer positiven Konsequenz (Die Mutter kauft dem weinenden Kind, das inzwischen daran gewöhnt ist, an der Kasse dadurch einen Kaugummi zu bekommen, keinen Kaugummi mehr)

Extinction burst

Vorübergehende Zunahme der Auftrittswahrscheinlichkeit eines Verhaltens nach Entfernung einer positiven Konsequenz (Wenn eine Tür unerwartet abgeschlossen ist, wird man zunächst öfter hintereinander die Türklinke betätigen, bevor man die verschlossene Tür akzeptiert)

Arbeitsblatt Walking the Middle Path • 1

Verhaltenstheorie • 1

Verhalten wird sowohl von Auslösern als auch von Konsequenzen bestimmt!

1. Verstärker

Konsequenzen (Erfahrungen, Handlungen, Gefühle, Gedanken), die dazu führen, dass ein Verhalten in einer bestimmten Situation häufiger auftritt.

Zwei Arten von Verstärkern

a) Steigern der Auftretenswahrscheinlicheit eines Verhaltens durch eine „belohnende" Konsequenz (z. B. Lob, ein Lächeln, eine gute Schulnote, ein Kompliment)

b) Steigern der Auftretenswahrscheinlicheit eines Verhaltens durch Entfernen oder Beenden einer unangenehmen Erfahrung (z.B. wirst Du vielleicht eher Dein Zimmer aufräumen, um das Nörgeln Deiner Eltern zu beenden). Das heißt Erleichterung. Du bist erleichtert, dass das Nörgeln aufgehört hat. Oder es ist wahrscheinlicher, eine Schmerztablette einzunehmen, wenn Kopfschmerzen dadurch aufhören. Oder es ist wahrscheinlicher sich zu verletzen, wenn es negative Gefühle beendet (kurzfristig!).

Denke immer auch an Selbst-Verstärker (Selbstbelohnungen).

2. Löschung

Abnahme der Auftretenswahrscheinlichkeit eines Verhaltens durch Wegnahme eines Verstärkers.

Achtung: Löschen eines Verhaltens kann zu einer vorübergehenden Zunahme des Verhaltens führen, das Du löschen möchtest.

6.2 Verhaltenstheorie 2

3. Bestrafung

Theorie

Abnahme der Auftrittswahrscheinlichkeit eines Verhaltens durch Darbietung einer negativen Konsequenz (ein Jugendlicher kommt hält sich nicht an eine Absprache und muss deswegen die ganze Woche die Spülmaschine ausräumen)

4. Shaping

Theorie

Beim Shaping werden Schritte auf dem Weg zu einem angestrebten Verhalten belohnt. Komplexe Verhaltensmuster werden in Abschnitte unterteilt und nacheinander angegangen.

Praxis

- Übung zu Shaping:
  Man schickt einen Teilnehmer (T) hinaus und vereinbart mit der Gruppe eine einfache Handlung, die dieser ausführen soll, wie z.B. sich auf einen bestimmten Tisch setzen. Einer aus der Gruppe vermittelt T nun ohne Worte, was T tun soll, indem er bei jeder richtigen Bewegung von T in die Hände klatscht.

Hausaufgabe: Arbeitsbuch Seite

49

Therapeuten-Manual Seite

163

(»Praktische Übungen:
Übungen zur Verhaltenstheorie«)

Arbeitsblatt Walking the Middle Path • 2

Verhaltenstheorie • 2

3. Bestrafung

Handlungen, die dazu führen, dass ein Verhalten in einer bestimmten Situation seltener auftritt.

Zwei Arten von Bestrafung

a) Effektive Bestrafung:
Handlungen, die eingesetzt werden, um Verhalten zu verringern, das keine natürlichen Konsequenzen hat (wie z.B. zu spät nach Hause kommen, jüngere Geschwister schlagen). Natürliche Konsequenzen sind z. B. eine Prüfung nicht zu bestehen, wenn man nicht gelernt hat. (z.B. wenn ein Jugendlicher nach der vereinbarten Zeit nach Hause kommt, verbieten die Eltern ihm, am nächsten Tag auszugehen).

b) Ineffektive Bestrafung
Handlungen, die eingesetzt werden, um Verhalten zu verringern, die nicht spezifisch sind, zeitlich nicht begrenzt sind, dem Vergehen nicht angemessen sind oder die eingesetzt werden, wenn Verhalten schon erhebliche natürliche Konsequenzen zur Folge hatte (z. B. wenn ein Jugendlicher nach der vereinbarten Zeit nach Hause kommt, verbieten die Eltern ihm, für mindestens zwei Monate auszugehen und erinnern ihn dauernd an den Fehler).
Ineffektive Bestrafung bringt Menschen nicht bei, was sie falsch gemacht haben oder was sie das nächste Mal anders machen müssen.

Pass auf, dass Du Selbstbestrafung nicht zu häufig einsetzt.

4. Shaping

Verstärkung von kleinen Schritten in die richtige Richtung.

6.3 Übungen zur Verhaltenstheorie

Praxis

- Teilnehmer Verhalten nennen lassen, das sie bei sich und jemand anderen verstärken wollen

Praktische Übungen — Walking the Middle Path • 1

Übungen zur Verhaltenstheorie

1. Suche Verhalten aus, das Du gerne verstärken möchtest

a) Bei Dir selbst
b) Bei jemand anderem

Was hast Du gesagt oder gemacht, um Verstärkung einzusetzen? Vergiß nicht, Shaping einzusetzen – das Verstärken von kleinen Schritten!

a) In Bezug auf Dich selbst
b) In Bezug auf jemand anderen

Was ist dabei herausgekommen?

a) Für Dich selbst
b) Für jemand anderen

6.4 Validierung 1

Theorie

Dem Begriff Validierung entspricht im Deutschen wohl am ehesten das Wort Wertschätzung. Die Aufgabe beim Validieren besteht darin, empathisch auf die Gefühle des Gegenübers einzugehen, Verständnis (nicht unbedingt Zustimmung) für seine Einstellungen und Erwartungen zu zeigen und zum Ausdruck zu bringen, dass seine Reaktionen, Einstellungen und Erwartungen verständlich sind und in der augenblicklichen Situation einen Sinn ergeben.

Arbeitsblatt — Walking the Middle Path • 3

Validierung 1

Was ist Validierung?

- Validierung teilt jemandem mit, dass seine Reaktionen (Gefühle, Gedanken, Handlungen) Sinn machen und für Dich in einer bestimmten Situation nachvollziehbar sind

Warum solltest Du Dich um Validierung kümmern?

- Es zeigt, dass Du zuhörst
- Es zeigt, dass Du verstehst
- Es teilt Verständnis auf eine wertfreie Art und Weise mit
- Es ist gut für Beziehungen
- Es kann die Intensität von Konflikten verringern

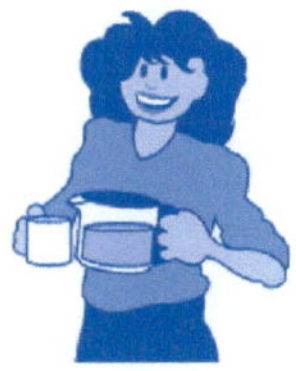

Was solltest Du validieren?

- Dich selbst, andere, Beziehungen
- Gefühle und Gedanken („in" einer Person), die valide sind (und für andere in derselben Situation Sinn machen)
- Verhalten (Handlungen), die valide sind (für andere Sinn machen)

6.5 Validierung 2

Praxis

- Nach dem Durchlesen der beiden Seiten die Gruppe dazu auffordern, zu dritt zusammenzuarbeiten. Der erste erzählt dem zweiten eine schwierige Situation aus dem Alltag, der zweite validiert den ersten, der dritte hat die Funktion des Beobachters und meldet dem zweiten die Strategien rück, die dieser eingesetzt hat. In der ganzen Gruppe berichten die ersten dann, wie sie sich während des Validierens gefühlt haben.

Theorie

Wichtig: Validieren bedeutet nicht, Ratschläge oder Problemlösungen zu geben.

Hausaufgabe: Arbeitsbuch Seite

52 + 53

Therapeuten-Manual Seite

169 + 171

(»Praktische Übungen: Validierungsübungen 1 + 2«)

Arbeitsblatt — Walking the Middle Path • 4

Validierung 2

Wichtig:

- **Validieren heißt nicht unbedingt, einverstanden zu sein**
- **Validieren heißt nicht, dass Dir gefällt, was der Andere macht, sagt oder fühlt**

Wie kannst Du Andere (oder Dich selbst) validieren?

→ Aktiv zuhören und aufmerksam sein

Beispiel *Halte Blickkontakt, nicke mit dem Kopf*
Sei Dir selbst gegenüber achtsam

→ Die Gefühle anderer oder Deine Gefühle beschreiben ohne zu bewerten

Beispiel *„Du siehst traurig aus."*
„Es sieht so aus, als ob Du aufgeregt bist."

→ So reagieren, dass Du andere oder Dich selbst ernst nimmst

Beispiel *Wenn jemand sagt, er möchte eine Zeit lang alleine sein, „OK" sagen, weggehen und wiederkommen, wenn er sich beruhigt hat. Wenn jemand weint, ihm ein Taschentuch geben.*

→ Nimm nicht an, dass Du weißt, was im Kopf von jemand anderem vorgeht. Finde heraus, was Deine Annahmen sind.

Beispiel: *„Warum hast Du das gesagt?"*
„Was hast Du damit gemeint?"

→ Sei tolerant; erkenne, dass das Verhalten und die Gefühle des Anderen (oder von Dir), bezogen auf die Lebensumstände und Lebensgeschichte Sinn machen – auch wenn Du damit nicht einverstanden bist

→ Sei achtsam Dir selbst, Anderen und Eurer Beziehung gegenüber. Bewerte nicht

→ Setze zwischenmenschliche Fertigkeiten (Orientierung auf die Beziehung) ein

Sammle hier

Selbstvalidierende Aussagen	Validierende Aussagen, die Du zu Anderen sagen kannst

Praktische Übungen Walking the Middle Path • 2

Validierungsübungen • 1

Wähle zwei Situationen der letzten Woche aus, in denen Du Deine Validierungs-Fertigkeiten Anderen gegenüber (Situation 1) und für Dich selbst (Situation 2) eingesetzt hast.

Situation 1 (Validierung Anderen gegenüber)

Wen hast Du validiert?

Beschreibe die Situation genau

Was genau hast Du gesagt oder gemacht, um die/den Anderen zu validieren?

Was kam dabei heraus?

Wie hast Du Dich danach gefühlt?

Würdest Du das nächste Mal etwas anderes sagen oder tun?

Praktische Übungen — Walking the Middle Path • 3

Validierungsübungen • 2

Situation 2 (Selbst-Validierung)

Beschreibe die Situation genau

Was genau hast Du gesagt oder gemacht, um Dich selbst zu validieren?

Was kam dabei heraus?

Wie hast Du Dich danach gefühlt?

Würdest Du das nächste Mal etwas anderes sagen oder tun?

6.6 Dialektik

6.6.1 Dialektik 1

Theorie

Dialektik (griechisch διαλεκτική (τέχνη), dialektiké (téchne), eigentlich: »Kunst der Unterredung«; gleichbedeutend zu lateinisch (ars) dialectica: »(Kunst der) Gesprächsführung«) ist ein Begriff der Philosophie und der Rhetorik. Ursprünglich bezeichnete er in der griechischen Antike eine Art Methode der Wahrheitsfindung. Es war aber in der Antike kein Fachwort wie heute.

Der Grundgedanke der Dialektik besagt, dass es für alles auf der Welt gleichzeitig das Gegenteil gibt, zum Beispiel Tag/Nacht, gut/schlecht, schwarz/weiss. Die Gegensätze und Widersprüche beider Seiten gilt es zu erkennen und zu betrachten: Dann gibt es nicht Tag oder Nacht, sondern Tag und Nacht. Die dialektische Arbeit besteht also darin, eine Balance zwischen den Gegensätzen herzustellen und nicht nur eine Seite, sondern beide Seiten gleichzeitig zu beachten und Schwarzweiß-Denken aufzulösen.

Dialektik geht davon aus, dass sich alles in der Welt bewegt und verändert. Jede Ruhe ist relativ, vorübergehend. Alles entsteht und vergeht. In dieser Bewegung schlagen die Gegensätze ständig ineinander um.

Um den Begriff Dialektik zu erklären, könnte man mit den Begriffen »groß« und »klein« beginnen. Alle Dinge sind groß und klein auf einmal. Es kommt nur darauf an, innerhalb welchen Bezugsrahmens man sie betrachtet. Ein Auto ist im Vergleich zu einem Hochhaus klein, im Vergleich zu einem Fingerhut aber groß. Es ist sinnlos zu sagen, »aber letztlich ist das Auto eben doch groß« oder »das Auto ist doch eher groß als klein«. Das Auto ist groß und klein. Keine der beiden Aussagen ist wahrer als die andere. Alle Gegensatzpaare sind untrennbar. Jeder Pol eines Gegensatzes hat nur einen Sinn oder nur eine Existenz, weil es den entgegengesetzten Pol gibt. Jede Wahrnehmung ist je nach Betrachtung sowohl dem einen, wie dem anderen Pol zurechenbar.

Der Begriff »aurea mediocritas - Der goldene Mittelweg« wurde von Aristoteles geprägt, der die Ansicht vertrat, dass jede Art von Extremismus und Parteilichkeit, egal auf welcher Ebene, nicht der richtige Weg sein kann.

Extreme Einstellungen oder Gefühle sind im Alltag oft nicht hilfreich, da sie häufig heftige Reaktionen auslösen können. Um sich das Leben nicht unnötig schwer zu machen, sollte man sich daher um den persönlichen goldenen Mittelweg bemühen, z.B. in der Schule zum Lehrer weder zu frech, noch allzu freundlich sein.

Am Strand läuft es sich da am besten, wo der Sand weder zu trocken ist, noch man durch Wellen waten muss.

Praxis

- Die Gruppe Beispiele für Akzeptanz, Veränderung und Middle Path finden lassen, z.B: Ich akzeptiere, dass ich in Mathe auf 6 stehe, bzw. will auf einer 1 stehen, oder bin mit einer 3 zufrieden, bzw.: ich bin forsch und schüchtern

Arbeitsblatt — Walking the Middle Path • 5

Dialektik 1

Was ist Dialektik? Wofür soll das gut sein?

1. Dialektik ist eine hilfreiche Art, die Welt zu betrachten

- ➔ Dialektik lehrt uns, dass es immer mehr als eine Art gibt, eine Situation zu sehen und dass es immer mehr als eine Art gibt, ein Problem zu lösen
- ➔ Dialektik geht davon aus, dass alle Menschen einzigartige Fähigkeiten und unterschiedliche Einstellungen haben
- ➔ Dialektik betont, wie wichtig es ist, die Welt nicht in absoluten Größen – schwarz oder weiß / alles oder nichts – zu betrachten
- ➔ Dialektik zeigt uns, dass nur Veränderung konstant ist

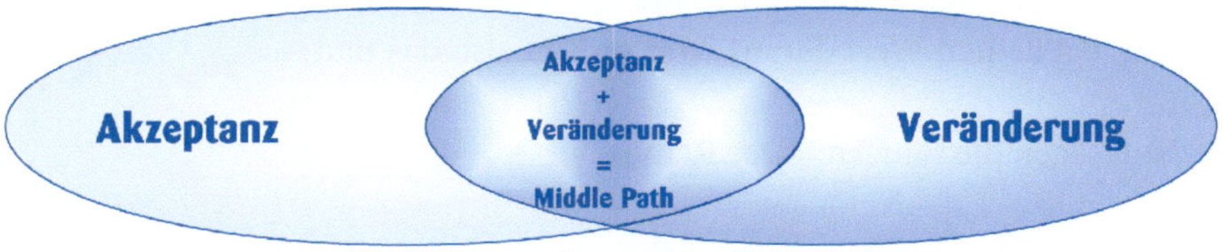

2. Dialektik hilft Dir, Deinen Goldenen Mittelweg zu finden

- ➔ Zwei Dinge, die wie Gegensätze scheinen, können beide wahr sein

Beispiel: *Du machst es so gut, wie Du kannst (Akzeptanz)* ***und*** *Du mußt Dich mehr anstrengen und stärker motiviert sein, um Dich zu verändern (Veränderung)*

Beispiel: *Du bist hart* ***und*** *Du bist weich*

Eigenes *Beispiel:* ____________________ ***und*** ____________________

6.6.2 Dialektik 2

Möglichkeiten und Wege, dialektisch zu denken und zu handeln

Theorie

Um dialektisch zu denken und zu handeln, gilt es, Extreme zu vermeiden und den goldenen Mittelweg zu finden. Es gibt keine absolute Wahrheit.

Beispiel

- *Folgendes Beispiel kann die unterschiedlichen Betrachtungsweisen im Alltag vielleicht verdeutlichen*

Es kommen zwei Bauern zum Pfarrer: »Herr Pfarrer, unser Bürgermeister spricht täglich von Dialektik. Was ist das?«

Der Pfarrer sagt: »Das ist nicht so einfach zu erklären. Ich erzähle Euch ein Beispiel: Es kommen zwei Bauern, der eine ist rein, der andere schmutzig. Ich biete ihnen ein Bad an. Welcher von beiden wird das Bad annehmen?«

Die Bauern sagen: »Der Schmutzige«.

Der Pfarrer sagt: »Nein, der Reine: denn der Reine ist gewohnt, zu baden, der Schmutzige legt keinen Wert darauf. Wer nimmt also das Bad?«

Nun sagen die Bauern: »Der Reine«.

»Nein,« sagt der Pfarrer, »der Schmutzige, denn er bedarf des Bades. Also, wer nimmt also das Bad an?«

Jetzt sagen die Bauern verdutzt: »der Schmutzige«.

»Nein, alle beide; denn der Reine ist gewohnt zu baden, und der Schmutzige bedarf des Bades. Wer nimmt also das Bad an?«

Die Bauern sagen verwundert: »alle beide«.

»Nein, keiner von Beiden; denn der Schmutzige ist nicht gewohnt zu baden, und der Reine bedarf des Bades nicht«.

»Aber Herr Pfarrer, was soll das heißen? Jedes Mal sagst Du etwas anderes, und jedesmal drehst Du es so, wie es Dir passt.«

»Ja«, sagt der Pfarrer, »das ist eben Dialektik«.

(Quelle unbekannt)

Arbeitsblatt — Walking the Middle Path • 6

Dialektik 2

Möglichkeiten und Wege, dialektisch zu denken und zu handeln:

➔ Bewege Dich vom „Entweder-oder-Denken" zum „Sowohl-als-auch-Denken"

➔ Vermeide Wörter wie „immer" und „nie". Beschreibe!

Beispiel: *Anstatt zu sagen „Ich werde immer von allen unfair behandelt." sage „Manchmal werde ich fair behandelt und manchmal werde ich unfair behandelt."*

➔ Übe, auch andere Standpunkte einzunehmen. Es gibt immer mindestens zwei Seiten einer Geschichte. Finde in jeder den wahren Kern.

➔ Erinnere Dich daran, dass niemand im Besitz der absoluten Wahrheit ist

➔ Akzeptiere, dass es legitim ist, unterschiedliche Meinungen zu haben (obwohl Du ihnen nicht zustimmen mußt)

Beispiel: *„Ich sehe Deinen Standpunkt, obwohl ich ihn nicht teile."*

6.6.3 Dialektik 3

Praxis

- Die Einschätzung und Angaben des Jugendlichen mit denen des Elternteils vergleichen lassen.

Arbeitsblatt Walking the Middle Path • 7

Dialektik 3

Den Goldenen Mittelweg finden – Balance • 1

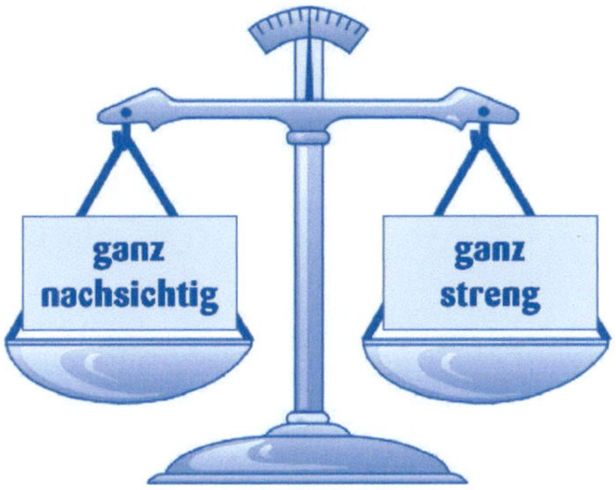

Klare Regeln aufstellen, die durchgehend eingehalten werden

und gleichzeitig

In einigen Punkten verhandlungsbereit sein

Markiere auf dieser Linie:

➔ wo Du Dich selbst einschätzt (**S** = selbst)

➔ wo Du Dein Familienmitglied einschätzt (**FM** = Familienmitglied)

ganz nachsichtig ←――――――――――――――→ **ganz streng**

Frage Dich selbst:

Wenn ich weniger nachsichtig sein möchte, muss/brauche ich ______________________________?

und gleichzeitig

Wenn ich weniger streng sein möchte, muss/brauche ich ______________________________?

6.6.4 Dialektik 4

Praxis

- Die Einschätzung und Angaben des Jugendlichen mit denen des Elternteils vergleichen lassen.

Arbeitsblatt Walking the Middle Path • 8

Dialektik 4

Den Goldenen Mittelweg finden - Balance • 2

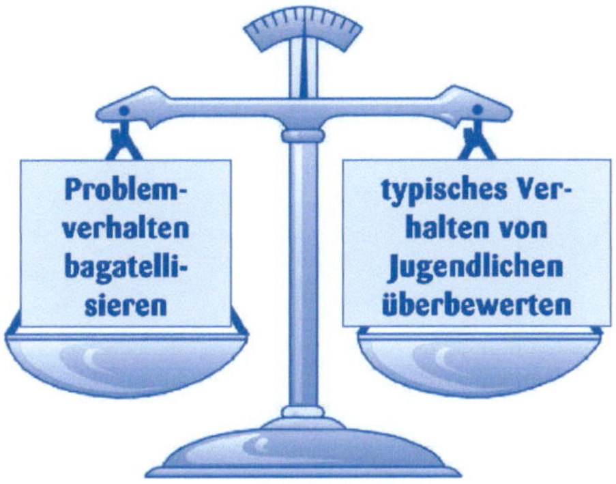

Achte darauf, wann ein Verhalten „den Rahmen sprengt"! Wann es z.B. ernsthafte Probleme in der Schule, bei der Arbeit, im Familienleben oder mit Freunden verursacht

und gleichzeitig

Achte darauf, welches Verhalten zum typischen Jugendverhalten dazugehört

Markiere auf dieser Linie:

➔ wo Du Dich selbst einschätzt (**S** = selbst)

➔ wo Du Dein Familienmitglied einschätzt (**FM** = Familienmitglied)

Problemverhalten bagatellisieren ←→ **typisches Verhalten von Jugendlichen überbewerten**

Frage Dich selbst:

Wenn ich dieses Problemverhalten ernster nehmen möchte, muss/brauche ich ________________?

Und gleichzeitig

Wenn ich typisches Verhalten von Jugendlichen nicht überbewerten möchte, muss/brauche ich ____________________?

6.6.5 Dialektik 5

Praxis

- Die Einschätzung und Angaben des Jugendlichen mit denen des Elternteils vergleichen lassen.

Arbeitsblatt Walking the Middle Path • 9

Dialektik 5

Den Goldenen Mittelweg finden - Balance • 3

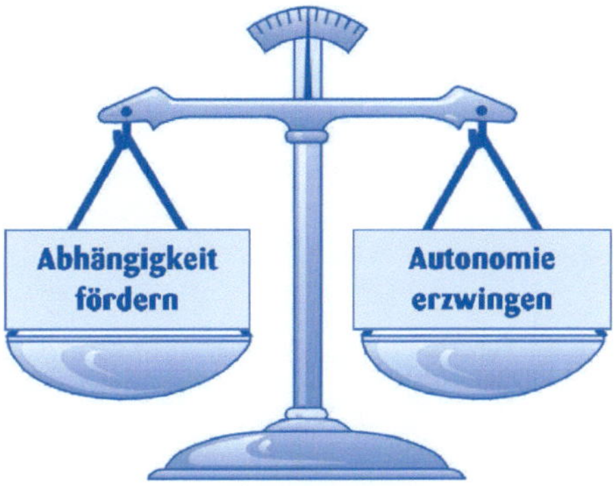

Erstelle Richtlinien, die helfen, mit der wachsenden Freiheit verantwortlich umzugehen

und gleichzeitig

Gib Dir selbst bzw. anderen allmählich mehr Freiheit und Unabhängigkeit und schaffe Raum für Vertrauen

Markiere auf dieser Linie:

→ wo Du Dich selbst einschätzt (**S** = selbst)

→ wo Du Dein Familienmitglied einschätzt (**FM**= Familienmitglied)

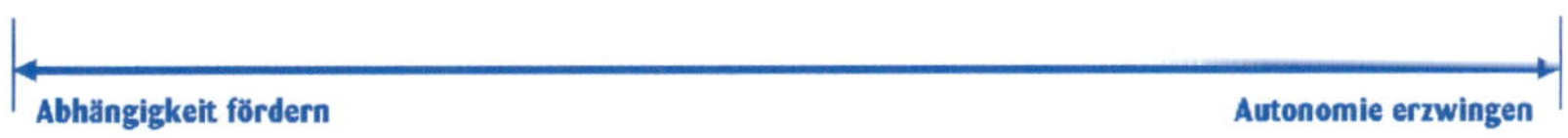

Frage Dich selbst:

Um mehr Autonomie zu bekommen, muss/brauche ich ______________________________?

und gleichzeitig

Wenn ich abhängiger sein möchte, muss/brauche ich ______________________________?

6.7 Dialektikübungen

6.7.1 Übungen zur Dialektik 1

Praxis

- Aussagen mit der Gruppe durchgehen und nach den richtigen Lösungen fragen (B,A,C,A,B,C,C).

Arbeitsblatt — Walking the Middle Path • 10

Übungen zur Dialektik • 1

Lerne, dialektisch zu denken!

Bitte kreuze die dialektische Aussage an:

- ❑ A Alle behandeln mich immer ungerecht.
- ❑ B Es gibt Situationen, in denen fühle ich mich ungerecht behandelt.
- ❑ C Alle sind mir gegenüber immer fair.

- ❑ A Ich sehe die Situation auf eine Art, Du siehst die Situation auf eine andere Art.
- ❑ B Ich habe recht.
- ❑ C Du hast unrecht.

- ❑ A Keiner hört mir jemals zu.
- ❑ B Es sind immer Menschen für mich da, die mir zuhören, egal wie ich mich fühle.
- ❑ C Manchmal habe ich das Gefühl, keiner hört mir zu und das ist sehr frustrierend.

- ❑ A Ich habe vielleicht nicht alle meine Probleme verursacht, aber ich muß sie dennoch lösen.
- ❑ B Es ist nicht meine Schuld, dass ich diese Probleme habe, deshalb versuche ich erst gar nicht, sie zu lösen.
- ❑ C Ich bin an allen meinen Problemen schuld.

- ❑ A Ich vertraue niemandem.
- ❑ B Ich vertraue einigen Menschen und finde es sehr schwer, anderen zu vertrauen.
- ❑ C Ich kann jedem vertrauen.

- ❑ A Es ist hoffnungslos, ich schaffe es einfach nicht.
- ❑ B Ich habe keine Probleme.
- ❑ C Es ist wirklich schwer für mich, aber ich bleibe dran.

- ❑ A Ich hasse Dich für das, was Du getan hast.
- ❑ B Es macht nichts, wenn sie mich verletzen.
- ❑ C Du hast mich wirklich verletzt, ich bin ärgerlich auf Dich. Und trotzdem habe ich Dich sehr gerne.

6.7.2 Übungen zur Dialektik 2

Praxis

- Die Teilnehmer (Jugendliche und Erwachsene getrennt) markieren auf den drei Linien, wo sie sich einschätzen. Anschließend sollen die Teilnehmer überlegen, wie sie die Unterschiede annähern können.

Arbeitsblatt — Walking the Middle Path • 11

Übungen zur Dialektik • 2

Den Goldenen Mittelweg finden

1. Markiere auf jeder Linie wo:

- ➔ Du selbst gerne sein würdest (**S** = selbst)
- ➔ Du Dein Familienmitglied wünschst (**FM** = Familienmitglied)

2. Denke nach und schreibe auf: Wie komme ich dort hin?

ganz locker ←→ **ganz streng**

Problemverhalten bagatellisieren ←→ **Normales Jugendverhalten überbewerten**

Abhängigkeit fördern ←→ **Unabhängigkeit erzwingen**

GPSR Compliance

The European Union's (EU) General Product Safety Regulation (GPSR) is a set of rules that requires consumer products to be safe and our obligations to ensure this.

If you have any concerns about our products, you can contact us on ProductSafety@springernature.com

In case Publisher is established outside the EU, the EU authorized representative is:

Springer Nature Customer Service Center GmbH
Europaplatz 3
69115 Heidelberg, Germany

Batch number: 10275010

Printed by Printforce, the Netherlands